Fühl dich wohl!



Linda Freutel

# Massage

## Entspannung für Körper und Geist

compact via

**Außerdem erhältlich:**

Bauch, Beine, Po – Work-out für die schlanke Linie
Heilfasten – Für mehr Gesundheit und Energie
Pilates – Für mehr Fitness, Beweglichkeit und eine gute Figur
Rückentraining – Sanft die Wirbelsäule stärken
Yoga – Energie und Entspannung für jeden Tag
Laufen – Schlank und fit durch gesundes Training
Fatburner – Leicht und gesund genießen

compact via ist ein Imprint der Compact Verlag GmbH



Text: Linda Freutel
Redaktion: Lea Hoy
Redaktionelle Mitarbeit: Gesa Füßle, Lektoratsbüro Textfuß
Titelabbildung: mauritius images
Layout: EKH Werbeagentur GbR
Umschlaggestaltung: EKH Werbeagentur GbR

ISBN 978-3-8174-8254-2
2011 2012 2013 2014 2015 10 9 8 7 6 5 4 3 2

Besuchen Sie uns im Internet: www.compact-via.de

# Inhalt

# Einfach wohlfühlen!

Wer gesund und fit ist, fühlt sich einfach wohl. Zu einer bewussten Lebensweise gehört eine ausgewogene Ernährung genauso wie ein effektives Sportprogramm. Die gute Nachricht: Das ist gar nicht so schwer! Wichtig ist nur, dass Sie eine Sportart und ein Ernährungskonzept gefunden haben, die zu Ihnen passen. So macht Fitness nämlich Spaß. Und ein aktives Leben bedeutet mehr Wohlbefinden und Lebensfreude.

Ihr persönlicher Sportclub Mrs. Sporty (Mitbegründerin Tennis-Profi Stefanie Graf) und die compact-via-Buchreihe „Fühl dich wohl!" weisen Ihnen den Weg zu einem aktiven und gesunden Lebensstil. Mit sanftem, individuellem Training und einem ausgewogenen Ernährungsprogramm erreichen Sie Ihr persönliches Ziel – und das ohne großen Aufwand. Das bestätigen auch 100.000 andere Frauen in Deutschland, Österreich, Frankreich und der Schweiz, die in ihrem persönlichen Mrs. Sporty Club Tag für Tag ihre Gesundheit verbessern.

Das Mrs.-Sporty-Konzept basiert auf einem 30-Minuten-Training und ist die optimale Kombination aus vielfältigen Kräftigungs- und Konditionsübungen. Schon zwei bis drei Mrs.-Sporty-Trainingseinheiten pro Woche genügen, um nachweisliche Effekte zu erzielen. Denn das Training aktiviert in kurzer Zeit alle wichtigen Muskelgruppen und sorgt dafür, dass der eigene Energieverbrauch steigt sowie das Herz-Kreislauf-System gestärkt wird. Das Ganzkörpertraining besteht aus fünf wichtigen Phasen: Aufwärmen, Kräftigungsübungen und Konditionstraining, Abkühlen und Dehnen. Zur kompetenten Beratung stehen Ihnen in allen Mrs. Sporty Clubs Spezialisten für Sport und Gesundheit zur Seite. Dieses Mrs.-Sporty-Trainingsprogramm können Sie mit den in der compact-via-Reihe „Fühl dich wohl!" vorgestellten sanften Wohlfühlthemen optimal ausbauen.

Mrs. Sporty unterstützt alle sportlichen Aktivitäten, die Sie auch zu Hause ausüben können. Wie das einfach und nachhaltig gelingt, erfahren Sie im vorliegenden Buch. Hier erhalten Sie zunächst grundlegende Informationen und wertvolles Hintergrundwissen. Darauf folgt ein ausführlicher Praxisteil mit illustrierten Anleitungen: leicht verständlich beschrieben und für Einsteiger geeignet.

# Einführung in die Welt der Massage

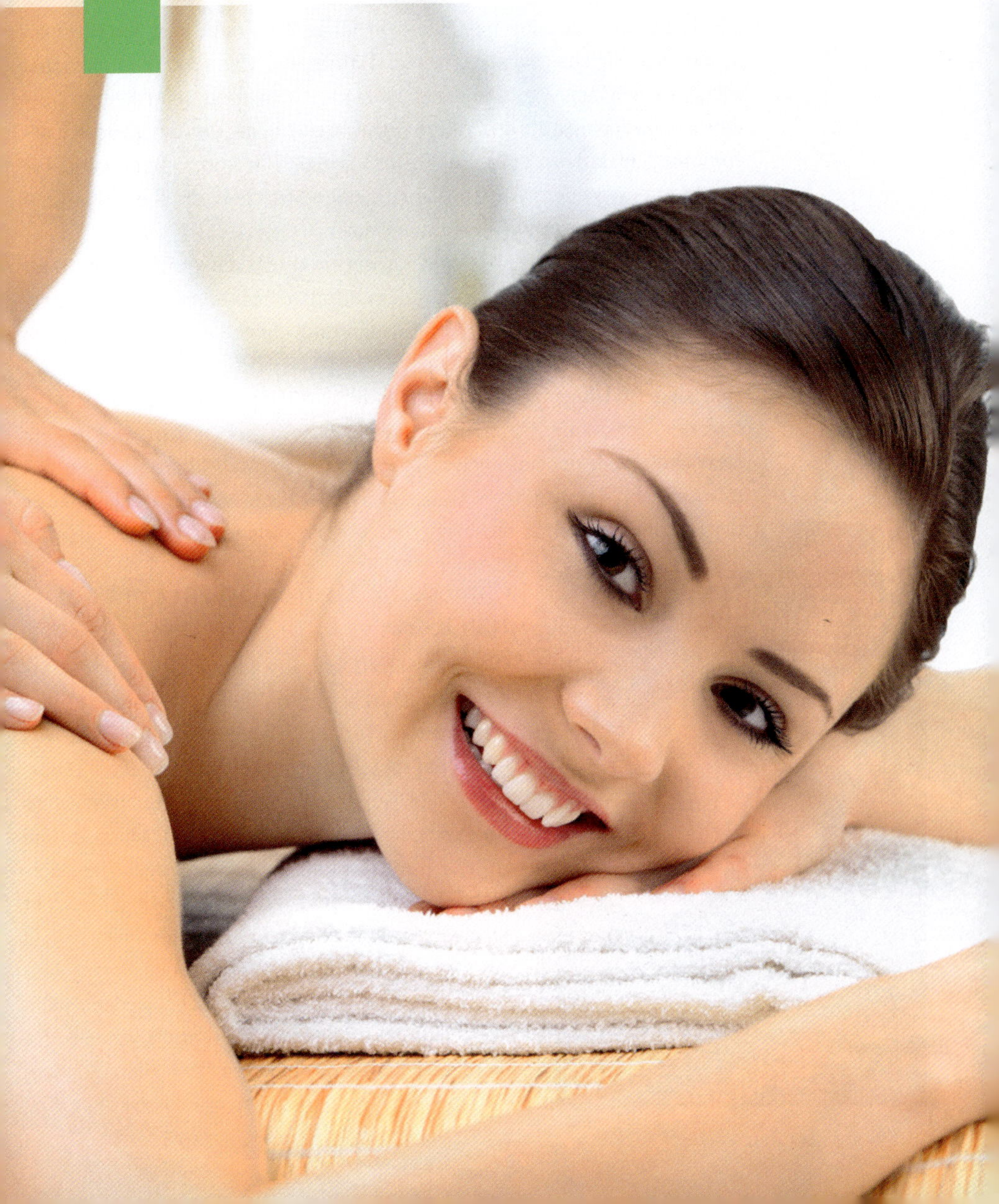

# Massage: eine historische Heilkunst

Massagen verbinden Menschen – und das seit jeher! Doch obwohl die entspannende und gesundheitsfördernde Wirkung von professionellen Knetkuren nie bestritten wurde, geriet der knetende Körperkontakt im Laufe seiner Entwicklung in Verruf. Die Geschichte der Massage hat Höhen und Tiefen – aber zum Glück ein gutes Ende.

Die Kunst der Massage hat eine sehr lange Tradition. Fast könnte man sagen, der Mensch massiert, seit er Hände hat. Denn wirklich jeder hat schon einmal massiert – bewusst oder unbewusst. Ob beim Reiben über das an der Tischkante gestoßene Schienbein, beim sanften Drücken des rumorenden Bauchs, beim Kneten der Schläfen in konzentrationsintensiven Momenten oder beim Trost spendenden Streicheln des Kinderkopfes – Massagen finden ständig und überall statt.

Wie solche Beispiele zeigen, sind Massagen also keine konstruierten Heil- oder Entspannungsmethoden, sondern intuitive Reaktionen des Menschen, um Schmerzen zu lindern, für Entspannung zu sorgen oder sogar, um Emotionen zu vermitteln.

**Menschen massieren intuitiv.**

Und all diese Dinge geschehen, seit es Menschen gibt. Doch genau wie der heilende Einsatz der Hände in der Natur des Menschen liegt, wohnt dem Menschen auch der natürliche Drang zur Weiterentwicklung inne. So war es wohl auch der unstillbare Wissensdurst, der die Menschen in allen Teilen der Erde dazu brachte, ihre Fingerfertigkeiten stets weiterzuentwickeln.

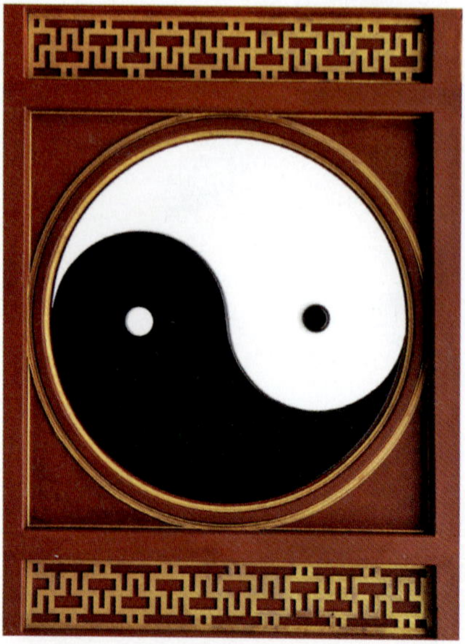

## Chinesische Medizin arbeitet mit Händedruck

Die erste schriftliche Erwähnung findet die Massage um 2700 v. Chr. in China. Die alten Chinesen sahen im Druck der Hände eine heilende Wirkung auf physischer und paraphysischer Ebene. Nach ihrer Auffassung kann man durch gezieltes Auflegen der Hände nicht nur auf Muskeln und Organe Einfluss nehmen, sondern auch die Energiebahnen und damit das seelische Gleichgewicht positiv beeinflussen. Massagen wurden Bestandteil der chinesischen Medizin. Besonders interessant ist hierbei, dass sich die chinesische Medizin nicht als Heilkunst, sondern als Prävention versteht. Sie dient nicht dazu, Krankheiten zu heilen, sondern sie gar nicht erst entstehen zu lassen. Ein Arzt wurde deshalb auch nur so lange bezahlt, wie sein Patient gesund war. Als Teil der Medizin hat die Massagekunst hier also präventive Wirkung – sie hält Geist und Seele gesund.

## Indien: Massagen im ganzheitlichen System

Die Inder sind ein weiteres Volk, das die Massage früh im medizinischen Sinne zu nutzen wusste. Aufzeichnungen über Grifftechniken und ihre Wirkung gehen hier auf den Zeitraum um 1800 v. Chr. zurück. Massagen wurden im alten Indien jedoch nicht nur als erquickendes Entspannungsritual für zwischendurch angesehen, sondern als fester und wichtiger Bestandteil der ganzheitlichen Lebensformel „Ayurveda". In diesem Zusammenhang forschten die Inder intensiv an den Wirkungen verschiedener Kräuter, Aromen und Öle. Grundlagen dieser Studien finden noch heute in fast jeder Massage Anwendung.

**Massage hat eine mehrere tausende Jahre alte Tradition.**

## Europa im Mittelalter: Kirche verbietet die Knetkunst

Über China und Indien gelangte die Kunst des Händedrucks relativ bald nach Europa. Insbesondere die Römer und die Griechen entdeckten den heilsamen Effekt der Hände und experimentierten mit verschiedenen Griffen und Techniken. Bald gehörte die Massagekunst zu den Pflichtfertigkeiten eines Arztes. Man wusste sogar bereits um den positiven Einfluss von Massagen auf sportlich beanspruchte Muskeln. So war es im alten Rom üblich, dass die Gladiatoren (genau wie heutige Profisportler) vor und nach ihren Wettkämpfen von einem ausgebildeten Masseur behandelt wurden. Auch Caesar begab sich im Kampf gegen Rücken- und Kopfschmerzen regelmäßig in die heilenden Hände eines Profimasseurs. Fortan wurden professionelle Knetkuren immer prominenter und beliebter, bis im Mittelalter schließlich die Oberhäupter der christlichen Kirche der weiteren Entwicklung der Massage als medizinische Kunst ein jähes Ende setzten. Man betrachtete die Heilwirkung mit Skepsis. Schnell entstand der Verdacht übernatürlicher Kräfte und der Hexerei. So mancher Massageexperte musste sein Wissen mit dem Tod bezahlen. Hinzu kam, dass die schlechte hygienische Situation und die vielen Krankheiten den Beruf des Heilers und Masseurs immer unattraktiver machten. Schließlich verschwanden Massagen fast gänzlich aus dem täglichen Leben.

## Moderne Massage: eine wiederentdeckte Kunst

Dass die Kunst des Knetens heute – zum Glück – wieder volle Anerkennung findet, haben wir einem Schweden zu verdanken. Heilgymnast Per Henrik Ling (1776–1839) stieß auf alte Lehren und war davon überzeugt, dass diese nichts mit Hexerei, sondern wohl eher mit „Heilerei" zu tun ha-

**Nach langer Zeit blühte die Massage wieder auf.**

ben. Er griff um 1800 in seiner Praxis die alten Techniken wieder auf und machte die Wirkung der Massage landläufig publik. Ling wurde somit zum Namensgeber der „schwedischen Massage“, die heute jedoch üblicherweise als „klassische Massage“ betitelt wird. Schon bald folgten viele Ärzte der Philosophie von Ling, sodass die Massage bald ihren Weg in die klassische Schulmedizin fand, von der sie bis heute ein wichtiger Bestandteil ist. Die moderne Massagelandschaft ist dabei nicht nur vom Schweden Ling beeinflusst, sondern lässt Techniken und Wissen aus der ganzen Welt einströmen. Von Amerika bis Thailand: Massagen sind heute multikulti und auf der ganzen Welt zu Hause!

**Massagen sind ein Bestandteil der Schulmedizin.**

# Heilende Hände: die Wirkung von Massagen

Dass Massagen mehr sind als angenehme Streicheleinheiten, zweifelt wohl niemand an, der sich einmal in die Hände eines geschulten Knetkünstlers begeben hat. Doch was genau das Auflegen und Drücken der Hände im menschlichen Organismus anstellen kann, ist ebenso vielfältig wie verblüffend. Hier erfahren Sie mehr über die Wirkung der Massage.

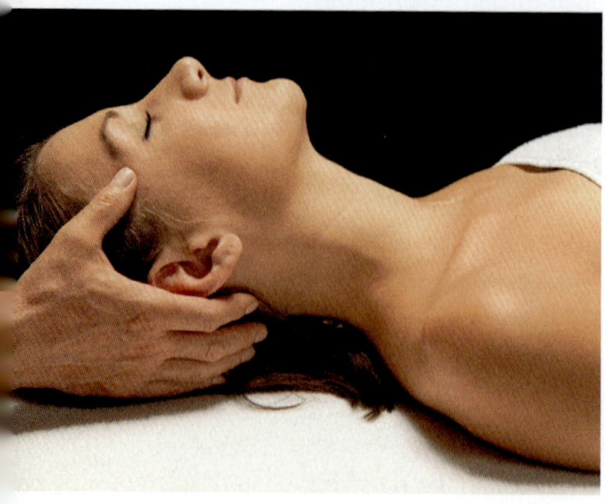

## Stress wegkneten: für Masseure kein Problem

In erster Linie verspricht man sich wohl v. a. eines von einer Massage: absolute und tiefe Entspannung. Eine angenehme Leichtigkeit des Seins, die via Händedruck über die Haut in den Geist wandern soll. Und tatsächlich: Es funktioniert! Massagen kneten Stress weg. Sie sind der Beweis dafür, dass Körper und Seele untrennbar miteinander zusammenhängen. Denn Informationen, die über die Haut aufgenommen werden – und dazu gehören sowohl angenehme als auch unangenehme Berührungen –, werden in Form kleiner Impulswellen direkt zum vegetativen Nervensystem weitergeleitet und hierdurch in fühlbare Emotionen umgewandelt. Angenehme Berührungen versetzen den Menschen daher in eine ebensolche Stimmung. Man kennt das: Zuerst kribbelt es – und dann kommt dieses wunderbar tiefe Gefühl der Ruhe und Zufriedenheit. Eigentlich ein Hochgefühl – nur irgendwie entspannter. Auch Wissenschaftler kennen dieses Wohlgefühl und haben nun sogar eine Erklärung dafür gefunden. Bereits lange Zeit erwiesen ist, dass die Berührung der Haut zu einer positiven Hormonreaktion führt. Die im Volksmund als Glückshormone bekannten Botenstoffe Oxytocin und Serotonin werden freigesetzt, wenn die Haut fremde Hände spürt. Serotonin gilt dabei als einer der wichtigsten Botenstoffe, wenn es um die Befindlichkeit geht. Zirkuliert genug Serotonin in den Blutbahnen, fühlen wir uns zufrieden. Die immense Wirkung von Serotonin wird besonders deutlich, wenn man bedenkt, dass es an dem Gefühl des Appetits und der Sättigung beteiligt ist. Wird der Körper hungrig, senkt er den Serotoninspiegel; wir fühlen uns unruhig, unkonzentriert und sind nicht selten auch gereizt. Im Falle der Sättigung tritt ein angenehmes Wohlsein auf, welches in direktem Zusammenhang mit dem Serotoninspiegel im Blut steht.

**Fremde Hände machen glücklich!**

Das Glückshormon Oxytocin, das bei der Massage ebenfalls ausgeschüttet wird, bezeichnet man oft auch als das Gefühlshormon. Es spielt v. a. in zwischenmenschlichen Interaktionen eine Rolle. Hier dient es der Vertrauensbildung und wird bei allen Formen der körperlichen Liebe und Zuneigung (Streicheln, Küssen usw.) produziert. Es sorgt dafür, dass Zuneigung und Kooperationsbereitschaft intensiviert werden und sich Menschen näherkommen können.

Massagen gehen also über die Haut direkt ans Herz. Und das geschieht nicht nur, indem positive Emotionen geschaffen, sondern auch, indem negative Gefühle und Stress abgebaut werden. In jüngsten Forschungsreihen wurde herausgefunden, dass Massagen aktiv den Abbau des Stresshormons Kortisol unterstützen. Kortisol wird ausgeschüttet, wenn wir Angst haben, in Hektik sind oder sonstigen Stress erleben. In den Studien fand man heraus, dass die Kortisolkonzentration im Speichel der Probanden bereits nach einer halbstündigen Massage drastisch gesunken war. Gleichzeitig ist der Pegel der „Happy-Hormone“ gestiegen. Ein guter Tausch, oder?

TIPP

### Massagen führen zusammen

*Streicheleinheiten wirken nicht nur physisch, sondern v. a. auch psychisch. Schenken Sie daher hin und wieder Ihren Liebsten ein kleines Verwöhnprogramm. Eine kurze Fußmassage, ein Streicheln des Kopfes oder ein kurzes, kräftiges Kneten des Nackens tut nicht nur Ihrem Partner, sondern auch Ihrer Beziehung gut. Übrigens gilt das nicht nur für Paare, sondern für sämtliche Familienmitglieder und Freunde. Gerade die Eltern-Kind-Beziehung sollte von Streicheleinheiten und kurzen Massagen geprägt sein. Die Kleinen verstehen Berührungen viel eher als Worte. Massagen sind der direkteste Weg, um Geborgenheit zu vermitteln und eine Bindung aufzubauen.*

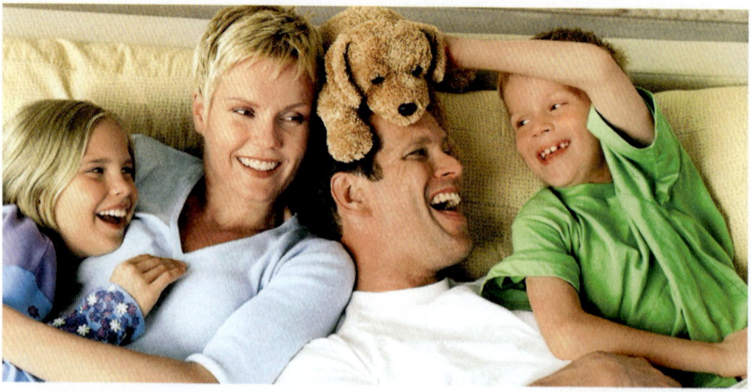

INFO

### Kortisol – Freund und Feind in einem

*Kortisol zählt zu den sogenannten Stresshormonen. Es wird bei Stress ausgeschüttet und führt dabei zu verschiedenen körperlichen Reaktionen: Zum einen wird der Blutzuckerspiegel in Sekundenschnelle in die Höhe katapultiert. Auf diese Weise bekommt der Körper rasch mehr Energie und ist konzentrierter – Eigenschaften, die zur Verteidigung und Stressbewältigung unabdingbar sind. Zum anderen wirkt Kortisol Eiweiß abbauend. Eiweiße sind v.a. in unseren Muskeln gespeichert. Baut der Körper – als Folge der erhöhten Kortisol-Konzentration – Eiweiße ab, zehrt er von unseren Muskeln. Gleichzeitig bedingt ein Kortisol-Schub vermehrte Heißhungerattacken. Denn ebenso schnell, wie Kortisol den Blutzucker steigen lässt, lässt es ihn auch wieder fallen. Dies ist auch der Grund, warum wir in Stresssituationen oft Hunger auf Süßes haben. Damit aber nicht genug: Kortisol macht zudem krank. Es schwächt das Immunsystem. Grund: Um mit Stressreizen umgehen zu können, schraubt der Köper sämtliche Vorgänge und Funktionen zurück, die in der akuten Stresssituation zu viel Energie kosten könnten. Die Immunabwehr ist eines dieser „Kortisol-Opfer". Die Auswirkungen kennen viele: Wenn man ohnehin schon in Hektik ist oder eine stressige Arbeitswoche hinter sich hat, wird man prompt auch noch krank. Kein Wunder: Kortisol hat das Immunsystem niedergestreckt!*

## Massage für die Muskeln

Die positive Wirkung einer professionellen Knetkur auf die Muskeln ist wohl einer der bekanntesten Effekte der Massage. Was aber genau im Muskel passiert, wissen die wenigsten. Denn je nach Massage kann man den Muskel beleben, entkrampfen, regenerieren oder seinen Schmerz lindern.

## Muntermachermassage

Die belebende Wirkung der Muskelmassage wissen v.a. Hochleistungssportler zu schätzen. Insbesondere kurz vor einem Wettkampf werden Massagen eingesetzt, da man die Muskeln durch gezielte Kniffe effektiv munter machen kann. Solche Wettkampfmassagen dauern nicht länger als zehn Minuten und werden als manuelles Warm-up (das keinesfalls das aktive körperliche Aufwärmen ersetzen darf) angesehen. Es kommen kurze und kräftige Griffe zum Einsatz, die v.a. das Ziel haben, den Muskeltonus, also den Spannungszustand des Muskels, zu aktivieren. Der Druck erhöht den Blutfluss und gleichsam die Temperatur im Gewebe. Folge: Fasern und Bänder werden elastischer. Auf diese Weise erreicht man nicht nur eine maximale Leistungsfähigkeit der massierten Region, sondern beugt auch Verletzungen vor, die auf eine fehlende Nachgiebigkeit des Gewebematerials zurückzuführen sind.

**Eine Massage kann auch aktivierend wirken.**

## Kneten gegen Krämpfe

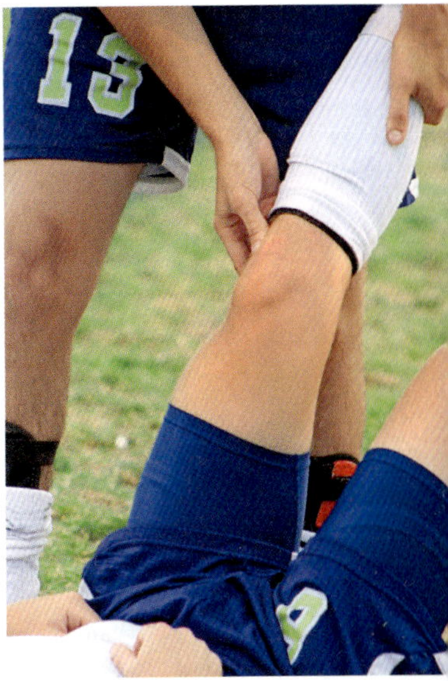

Entkrampfende Massagetechniken sind ebenfalls für Sportler interessant. Sicher hat jeder bereits einmal im Fernsehen beobachtet, wie ein Fußballer mitten im Spiel einen schmerzenden Wadenkrampf erleidet und sein Bein anschließend am Spielfeldrand von Ärzten und Physiotherapeuten durchgeknetet wird. Aus Flüssigkeitsmangel, aufgrund von Überforderung oder auch durch Verletzungen kommt es zu einem unkontrollierten und übermäßig starken Zusammenziehen der Muskelfasern. Physiotherapeuten lösen diesen Schmerzzustand, indem sie zunächst den Antagonisten (Gegenspieler) des betroffenen Muskels dehnen und anschließend (bei Nachlassen der Spasmen) die betroffenen Muskelfasern massieren. Die Griffe sind hierbei vorsichtig und schwingend. Dies entspannt den Muskel, weil so das Fasergewebe erwärmt und gelockert wird.

## Erholung nach Höchstleistung

Des Weiteren können Massagen regenerierend auf die Muskeln wirken. Die Art der Massage, die hierzu genutzt wird, ist weitläufig als Sportmassage bekannt. Leider wird dieser Begriff nicht selten missbraucht: Die Sportmassagen, die oft auf den Angebotslisten von wellnessorientierten Massagetempeln stehen, stimmen nämlich nicht immer mit dem überein, was Mediziner, Physiotherapeuten und Profisportler unter einer Sportmassage verstehen. Zwar sind auch diese Knetkuren durchaus wohltuend, oft verfehlen sie aber den eigentlichen Sinn einer Sportmassage. Dieser liegt nämlich darin, unmittelbar (!) nach dem Erregungszustand den Muskel bei seiner Regeneration zu unterstützen. Ziel ist es, durch lange, langsame und streichende Griffe die Zirkulation von Gewebsflüssigkeit im Muskel anzukurbeln. Angelagerte Schlackstoffe und Laktate können so besser abtransportiert werden. Der Körper wird konkret beim Abbau von „Gewebsmüll" unterstützt, sodass die Erholung des Muskels sich schneller vollziehen kann und dieser rasch wieder einsatzbereit ist. Wellnessorientierte Sportmassagen werden oft unabhängig vom Zeitpunkt der sportlichen Betätigung und lediglich mit dem Ziel der Muskelentspannung, nicht des Laktatabbaus, angewandt. Der Entspannung des Muskels tut dies zwar keinen Abbruch – der Sinn einer Sportmassage wird dabei jedoch verfehlt.

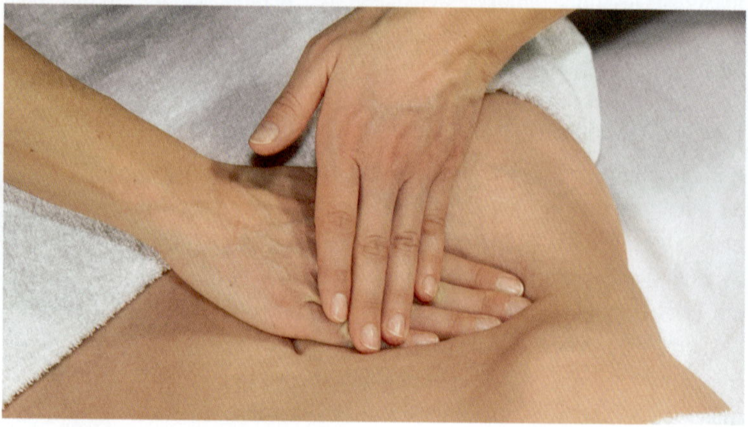

## Schmerz-lass-nach-Massage

**Massagen können Muskelschmerzen entgegenwirken.**

Massagen können ferner eine schmerzlindernde Wirkung auf den Muskel haben – jedenfalls sofern die Schmerzen verspannungsbedingt sind und nicht aus einer Verletzung oder Entzündung resultieren. In solchen Fällen sucht der Masseur meist einen Druckpunkt, unter dem er den Schmerz vermutet und den er dann mit einem starken Pressen für eine längere Dauer bearbeitet. Auf diese Weise wird der bestehende Muskelschmerz durch den neuen Druckschmerz regelrecht überlagert. Was nun im Organismus geschieht, bezeichnen Experten als das „Auslöschungsphänomen". Die Nerven melden dem Gehirn den neuen Schmerz, der den alten Schmerz überstimmt und zum Erlöschen desselben führt. Lässt der künstlich erzeugte Druckschmerz schließlich nach, ist meist auch der Verspannungsschmerz erloschen. Neben der neuronalen Reaktion bedingen auch physische Prozesse das Nachlassen der Beschwerden. So kommt es durch den Druck zu einer besseren Durchblutung und Versorgung des Gewebes, die oft schon der Verspannung entgegenwirken.

## Starke Abwehr durch sanften Druck

Überlegen Sie mal: Wann verspüren Sie am meisten Lust auf eine Massage? Wenn Sie fit und voller Tatendrang sind? Oder eher wenn Sie sich schlaff und irgendwie ausgebrannt fühlen? Ist es nicht so, dass man dann, wenn man müde und schwach ist, ein größeres Bedürfnis nach tröstendem Händedruck verspürt, als wenn man ohnehin schon Bäume ausreißen könnte? Den meisten Menschen ergeht es genauso. Und das nicht ohne Grund. Es ist ihre Intuition, die ihnen verrät, dass eine sanfte Knetkur jetzt Wunder bewirken kann. Warum das so ist, fanden nun Wissenschaftler heraus.

**Hören Sie auf Ihre innere Stimme.**

### Forscher untersuchen die Wirkung der Massage

Mediziner des Cedars-Sinai-Krankenhauses in Los Angeles fragten sich, ob es einen Zusammenhang zwischen Immunabwehr und Massage gibt. Hierzu wurde eine Forschungsreihe mit zwei Gruppen, bestehend aus je 25 gesunden Testpersonen im Alter von 18 bis 45 Jahren, unternommen. Die eine Gruppe bekam eine klassische schwedische Massage über einen Zeitraum von 45 Minuten. Die zweite Gruppe wurde zwar ebenfalls massiert – allerdings nicht im klassischen Sinne, sondern nur mit leichten Strichen; auf Kneten und festere Griffe wurde gänzlich verzichtet. Jeweils vor, mehrmals während und nach der Massagesitzung wurde allen Probanden eine kleine Menge Blut abgenommen und die Befunde im Anschluss an die Sitzungen ausgewertet und miteinander verglichen.

### Massage vermehrt Abwehrzellen

In den Blutproben der jeweiligen Vergleichsgruppen waren deutliche Unterschiede zu erkennen: Bei den Menschen, die eine klassische Massage genießen durften, sank zum einen der Kortisolspiegel, gleichzeitig stieg der Wert der Lymphozyten, einer Untergruppe der weißen Blutkörperchen, an. Wie bereits beschrieben, wird Kortisol bei Stress vermehrt ausgeschüttet. Der Körper bekommt so einen schnellen Energie-Shot, der ihn mit der akuten Situation besser klarkommen lässt – dauerhaft, also bei einer erhöhten Stressbelastung, machen sich jedoch die negativen Begleiterscheinungen von Kortisol bemerkbar. Besonders das Immunsystem leidet. Der Körper verliert seine Abwehr und wird anfällig. Bei der „massierten" Testgruppe scheint dieser Teufelskreis unterbrochen. Ihre Kortisolwerte sanken infolge der professionellen Knetkur. Zeitgleich erhöhte sich die Anzahl der weißen Blutkörperchen. Dies ist ein wichtiges Indiz im Hinblick auf die Immunfunktion des Körpers. Die weißen Blutkörperchen sind im Volksmund auch als die Blutpolizei bekannt, sie dienen nämlich der Abwehr von Krankheitserregern. Massagen machen also das Immunsystem fit.

**Massage macht fit.**

### Massagen statt Medikamente?

Die Senkung des Kortisolspiegels bei gleichzeitiger Zunahme der Anzahl weißer Blutkörperchen infolge einer einzigen, 45-minütigen Massage lässt die Wissenschaftler nicht nur staunen, sondern auch träumen. Konkret werden Überlegungen angestellt, ob Massagen die Abwehrmechanismen vielleicht sogar so weit heraufschrauben könnten, dass man sie als erfolgreiche Therapieform gegen Autoimmunkrankheiten einsetzen könnte. Bis dahin steht der Forschung zwar noch ein langer, aber scheinbar hoffnungsvoller Weg bevor. Was die Wissenschaftler auf jeden Fall schon jetzt berichten konnten, ist, dass Massagen im Sinne der allgemeinen Immun-Fitness durchaus empfehlenswert sind. Gerade in Zeiten, in denen man vermehrten Stress hat, sollte man sich also die Wirkung „heilender Hände“ zunutze machen.

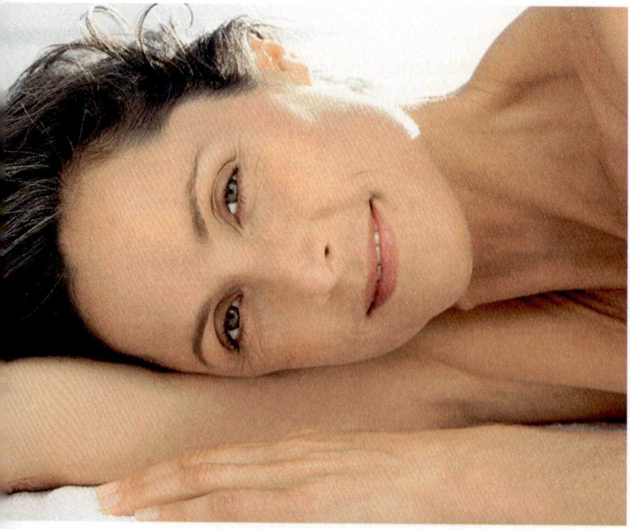

## Gesünder schlafen dank Massage

Wie man sich bettet, so liegt man. Und wie man sich kneten lässt, so schläft man. Die gute Nachricht für alle Ruhelosen: Massagen sind das Sandmännchen für Erwachsene.

### Schlafstörungen sind keine Seltenheit

**Viele Menschen leiden an Schlafstörungen.**

Laut WHO (Weltgesundheitsorganisation) leidet rund ein Drittel der deutschen Bevölkerung an Problemen beim Einschlafen und einem ruhelosen Schlaf. Insbesondere die Hektik des Alltags ist es, die den Menschen auch nachts keine Ruhe lässt. Wer den ganzen Tag volle Leistung bringen muss, kann das Tempo abends oft nicht einfach so drosseln. Innere Unruhe – auch wenn man sie bewusst kaum merkt – hält uns auf Trab und macht uns krank! Denn um den Organismus dauerhaft wach zu halten, produziert der Körper sogenannte „Wachhormone“. Dazu zählt unter anderem auch das bereits erläuterte Kortisol. Menschen mit Einschlafstörungen leiden nicht nur an den unangenehmen Folgen fehlender Ruhe, sondern auch an den Nachwehen einer überschüssigen Kortisolproduktion, wie etwa einer Schwächung des Immunsystems oder einer vermehrten Aggressionsbereitschaft.

**TIPP**

**Schäfchen zählen: die besten Tipps gegen Einschlafstörungen**

- **Regelmäßigkeiten:** *Der Mensch ist ein Gewohnheitstier – er braucht einen Rhythmus. Dies betrifft besonders die Zeitpunkte des Zubettgehens und des Aufstehens sowie die Zeitpunkte der Hauptmahlzeiten.*
- **Gesundes Abendmahl:** *Wer zu viel oder zu wenig isst, schläft schlecht. Entweder stört die Verdauung oder der Hunger die nächtlichen Prozesse. Ideal sind leichte Mahlzeiten ca. vier Stunden vor der Nachtruhe.*
- **Nächtliche Notizen:** *Schreiben Sie vor dem Schlafen, oder wenn Sie plötzlich aufwachen, alles nieder, das Sie bewegt oder das Sie erledigen wollen. Das macht den Kopf frei.*
- **Nicht zu heiß:** *Der Körper kühlt in der Nacht um ein Grad ab. Eine gedrosselte Außentemperatur erleichtert ihm diesen Zustand. Eine Raumtemperatur von 18 Grad ist hierfür ideal.*
- **Wachliegen positiv sehen:** *Sollten Sie nachts erwachen, setzen Sie sich nicht unter Druck. Anstatt zu bangen, dass es bis zum Aufstehen nicht mehr lange hin ist, denken Sie lieber „Wie schön, dass ich noch nicht aufstehen muss". Genießen Sie die verbleibende Zeit. Oft erleichtert dies das Einschlafen.*

### In den Schlaf geknetet: Massagen machen müde

Der schnellste Weg ins Traumland führt über die Haut. Massagen sind Müdemacher und werden daher in der Therapie für Schlafstörungen immer wieder erfolgreich eingesetzt. Grund hierfür ist zum einen, dass Massagen entspannende Körperreaktionen wie die Verlangsamung des Herzschlags und eine tiefere Atmung hervorrufen. Beides sind körperliche Indikatoren für Entspanntheit und Ruhe, die zwar nicht unmittelbar zum Schlaf bzw. zur Ausschüttung des Schlafhormons Melatonin führen, aber dennoch insoweit den Schlaf fördern, als sie den Körper und die Psyche aus ihrer endlosen Stressschleife befreien. Abgesehen davon kann es auch bereits während der Massage zu einer kurzen, erholsamen Schlaf- bzw. schlafähnlichen Phase kommen. Viele Menschen verfallen bei der Massage nämlich in eine Art Dämmerzustand – sie sind nicht richtig wach, schlafen aber auch nicht. Dieser Zustand fühlt sich nicht nur angenehm an, er ist auch gesund. In dieser Wachtrance werden ähnlich regenerierende Hormoncocktails ausgeschüttet wie in der Tiefschlafphase.

**Massagen helfen zu entspannen.**

**Streicheleinheiten vom Sandmann – welche Massage ist die richtige?**

**Regelmäßige Massagen helfen bei Schlafstörungen.**

Um Massagen in der Therapie einer Schlafstörung erfolgreich einzusetzen, kommt es (wie häufig angenommen wird) weniger auf die Tageszeit an, an welcher massiert wird, als vielmehr auf die Regelmäßigkeit und die Art und Weise, wie massiert wird. Bei akuten Schlafstörungen wäre es ideal, sich zwei- bis dreimal pro Woche einer professionellen Massage zu unterziehen. Zumindest in den ersten drei Wochen der Behandlung ist eine solche Häufigkeit sinnvoll, um dem Körper aktiv einen An- und Entspannungsrhythmus vorzuleben und um zu verhindern, dass sich allzu lang anhaltende Stressschleifen aufbauen können. Später oder bei nur leichten Schlafstörungen können die Zeitabstände zwischen den Massagebehandlungen nach Belieben ausgedehnt werden. Im Hinblick auf Schlafprobleme ist es jedoch wichtig, dass eine gewisse Regelmäßigkeit nicht verloren geht.

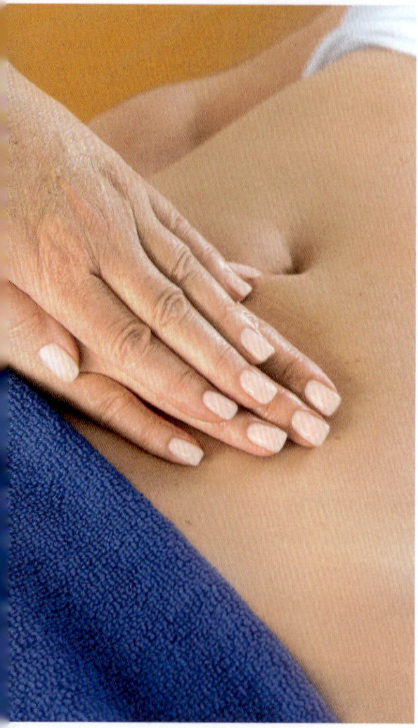

Was die Art und Weise der Massage angeht, sind v. a. ruhige, sanfte und streichende Bewegungen gefragt. Wichtig ist hierbei jedoch, dass der Masseur seinen Kunden nicht sofort mit zu viel Ruhe überfordert. Gestresste Menschen, die wenig Schlaf bekommen, empfinden zu viel Ruhe und Langsamkeit nämlich oft als unangenehm und werden dadurch eher nervöser als entspannter. Hier ist ein geschultes Gefühl des Massierenden gefragt. Innerlich unruhige Menschen sind auch im Zusammenhang mit einer schlaffördernden Massage manchmal zunächst mit kräftigen, schnellen Griffen gut beraten. Natürlich immer mit dem Ziel, diese später langsamer und sanfter und damit nicht nur die Massage, sondern auch den Menschen ruhiger werden zu lassen.

Was die Tageszeit angeht, müssen schlaffördernde Massagen nicht unbedingt am Abend stattfinden – wie noch immer viele Menschen glauben. Es geht nicht darum, den Schlafgestörten in den Schlaf zu massieren, sondern ihm im Allgemeinen die Fähigkeit zur Entspannung und Ruhe zurückzugeben. Hierfür kann es sogar hilfreich sein, eine Massage in einem besonders stressigen Teil des Tages (vielleicht in der Mittagszeit) unterzubringen. Am Anfang der Therapie wird es dem Betroffenen zwar schwerfallen, mitten in der alltäglichen Hektik abzuschalten – später wird es ihm aber sicherlich gelingen, und so lernt er, seine Angespanntheit besser zu regulieren. Dennoch gibt es hier keine starren Regeln. Schlaffördernde Massagen (wie auch alle anderen) können morgens, mittags oder abends stattfinden; unterm Strich ist das Geschmackssache!

## Wirkung von außen nach innen: Massagen beleben die Organe

Erstaunlich, aber wahr: Professionelle Knetkuren sprechen nicht nur die Haut und die Muskeln an, sondern gehen bis ins Körperinnere. Auch Organe und der Kreislauf profitieren von einem wohltuenden Händedruck.

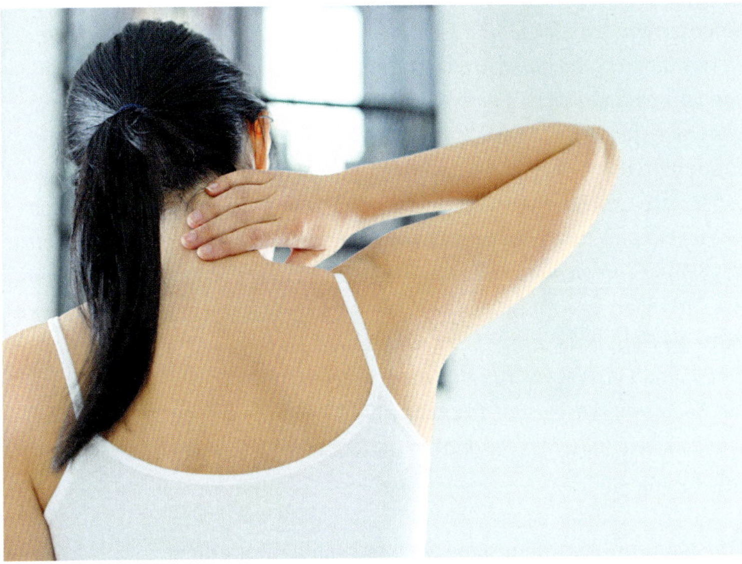

### Organe liegen auf der Haut

Warum reiben wir uns den Bauch, wenn wir Magenschmerzen haben? Und warum halten wir uns die Brust, wenn das Herz sticht? Die Antwort ist simpel: Wir machen es aus Instinkt. Denn über die Haut können wir Kontakt zu unseren inneren Organen aufnehmen. Die biologische Erklärung hierfür liegt in den sogenannten kutiviszeralen Reflexbahnen. Dies sind Querverbindungen zwischen den Nervenzellen der Haut und den vegetativen Nerven der inneren Organe. Diese Verbindungen verlaufen zwar nicht direkt, aber dafür über die sensibelste aller Schaltstellen unseres Körpers, das Rückenmark. Die Nervenbahnen bestimmter Hautareale münden auf gleicher Höhe ins Rückenmark wie die Nervenbahnen bestimmter Organe. So entsteht eine Verbindung, über die sich ein jeweiliges Organ einem festgelegten Bereich der Haut zuordnen lässt – und umgekehrt. Wie bei einer Art Rückkopplung werden durch diese Kanäle Informationen ausgetauscht. Der Informationsaustausch kann dabei sogar so weit gehen, dass Beschwerden eines Organs auf der Haut zu spüren sind. Ein Beispiel hierfür ist der ausstrahlende Schmerz im linken Arm bei Angina Pectoris (mangelnde Sauerstoffversorgung des Herzmuskels, Herzenge) oder Herzinfarkt.

**Nervenbahnen verbinden die Haut mit den Organen.**

**INFO**

### Nackte Tatsachen: Wissenswertes über unsere Haut

*Die Haut ist das größte Organ des Menschen. Sie bedeckt beim Erwachsenen eine Fläche von ca. 1,7 Quadratmetern, und ihr Gewicht macht alleine ungefähr 15 bis 20 Prozent des Körpergewichts aus. Sie besitzt auf jedem Quadratzentimeter ungefähr 150.000 Pigmentzellen, 5.000 Sinneszellen, 100 Schweißdrüsen, 15 Talgdrüsen, fünf Haare, vier Meter Nervenbahnen und einen Meter Blutgefäße. Zudem steht sie niemals still, sondern befindet sich in einem ständigen Erneuerungsprozess. Innerhalb von 28 Tagen erneuern sich die äußeren Hautschichten komplett. Ihrer Größe entsprechend besitzt die Haut eine Vielzahl von Funktionen. Sie schützt vor chemischen und physikalischen Einflüssen und ist zugleich Ausscheidungs- und Tastorgan. Die Haut reguliert den Wärmehaushalt des Körpers. Im gesunden Zustand schützt sie uns vor Krankheitskeimen wie Bakterien und Pilzen. Nicht zu vergessen ist ihre optische Funktion, denn die Haut prägt unser Erscheinungsbild. Unsere Haut ist wie kein anderes Organ äußeren Einflüssen ausgesetzt und muss auf diese reagieren: auf Kälte und Wärme, auf Trockenheit und Feuchtigkeit, auf Umweltbelastungen. Wir sollten es ihr danken und sie daher regelmäßig verwöhnen.*

**Massagen nutzen die organischen Nervenverbindungen**

Die kutiviszeralen Reflexbahnen wirken wie eine Art Sprachrohr zwischen der Haut und den Organen. Eine Eigenschaft, die man sich in der Tradition der Massage zunutze gemacht hat. Instinktiv gebrauchen wir diese Nervenverbindungen im Alltag bereits, z. B. wenn wir eine warme Kompresse oder ein Kirschkernkissen auf unseren Bauch legen, wenn selbiger schmerzt. Die Wärme wird als Information von der Haut aufgenommen und über einen kurzen Stopp im Rückenmark an den Darm weitergegeben. Im Nervengerüst des Darms angekommen, sorgt die Wärme nun für Entspannung der glatten Organmuskulatur. Der Versorgungstrakt kann nun entkrampfen und die Schmerzen werden gestillt. Ein angenehmer Effekt, den man eben auch mit einer gezielten Massage erreichen kann. Dabei ist es v. a. die durch die Berührung entstandene Wärme, die positiv auf angeschlagene oder beanspruchte Organe wirkt.

**Wärme wirkt entspannend.**

## Den Kreislauf wach kneten

Die meisten Menschen nutzen Massagen, um zu entspannen. Sie merken dabei gar nicht, dass ihr Körper regelrecht in Schwung kommt. Besonders das Kreislaufsystem und damit der Stoffwechsel sind es, die von dem wohltuenden Streichen profitieren.

**Was genau versteht man unter Stoffwechsel?**
Genau wie das Leben befindet sich auch unser Körper in einem ständigen Fluss. Er steht niemals still. Ein wichtiger Teil dieses „Lebensflusses" ist der Stoffwechsel. Es geht hier um einen Austausch von Stoffen; genauer von Flüssigkeiten aus dem Gewebe. Diese Flüssigkeiten fließen in unserem Gewebe, um wichtige Nährstoffe von A nach B zu transportieren. Ohne diesen Transport käme es zur Unterversorgung. Doch genauso, wie durch diesen ständigen Gewebsfluss positive Stoffe übermittelt werden, werden negative, also verbrauchte oder nicht nutzbare Stoffe befördert. Der sogenannte Gewebsmüll wird vom Stoffwechselsystem genau dort abgeholt, wo er entsteht, und zu entsprechenden organischen Entsorgungsanlagen transportiert. Ein gesunder und flüssiger Stoffwechsel ist also nötig, um den Fluss des Lebens intakt und den Körper gesund zu halten.

**Der Stoffwechsel sorgt für den Transport von Nährstoffen.**

**Stoffwechselstimulation via Massage**
Normalerweise funktioniert der Gewebsfluss automatisch und einwandfrei. Die teilweise unumgänglichen Lasten des Alltags können jedoch bewirken, dass die natürliche Balance aus dem Gleichgewicht gerät. So kommt es durch zu salzhaltiges Essen oder mangelnde Bewegung zu Stauungen und Verstopfungen des Gewebes und infolgedessen zu einer Irritation des Stoffwechsels. Neben einer gesunden Lebensweise (gute Ernährung und Sport) kann hier auch Massage Abhilfe schaffen. Kräftige Streicheleinheiten und Knetungen bringen nämlich eine Art Vibration über die Haut ins Gewebe, wodurch angestaute Flüssigkeiten wieder zu zirkulieren beginnen und bestimmte Gewebsstrukturen, die in ihrer Durchlässigkeit beeinträchtigt sind, wieder weich und durchdringbar werden.

## Massagen: manuelle Schönmacher

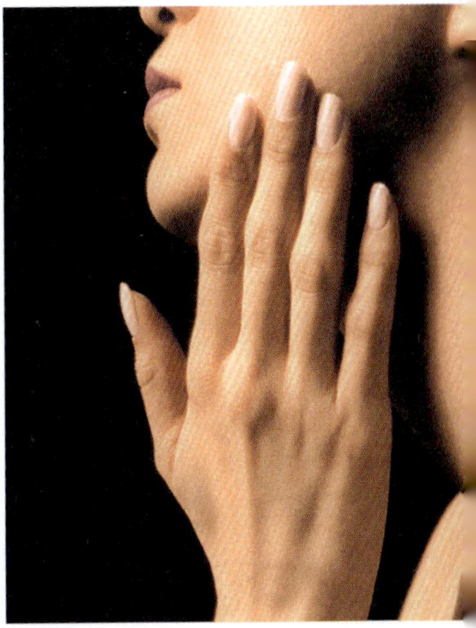

Massagen fühlen sich nicht nur schön an, sie machen auch schön! Das wusste bereits Kleopatra. Und das Beste daran: Es ist völlig egal, ob man massiert wird oder selbst Hand anlegt – der Effekt ist der gleiche: Nämlich ein wunderschöner Teint mit praller Haut, knackigen Kurven und sogar tollem Haar.

**Tolle Haut durch sanften Händedruck**
Die Haut ist es, die unmittelbar von einer Massage profitiert. Ihre Nervenzellen spüren die liebkosenden Knetungen als Erstes und am intensivsten. Und das zeigt Wirkung: Durch den Druck werden die Mikrozirkulationssysteme der Hautzellen angeregt. Auf diese Weise werden Schlackstoffe entfernt und Schwellungen gemindert. Durch die enorme Zellaktivität

werden zudem Regenerations-, Durchblutungs- und Neubildungsprozesse in Gang gesetzt. Ergebnis: Sanfte Knetkuren im Gesicht lassen die Bäckchen im Nu kreisrund und gesund leuchten und den Teint strahlen. Denn auch der aus verhornten Hautschüppchen bestehende Grauschleier, der über der Haut liegt, löst sich durch streichende und sanft knetende Berührungen. Die gute Regenerationsfähigkeit der Haut nach einer Massage lässt zudem kleine Fältchen und Linien verschwinden.

INFO

## Beauty-Massagen für jeden Tag

*Gesichtsmassagen sind nicht nur eine entspannende Wohltat, sondern auch ein wahres Schönheits- und Jugendelixier. Aus diesem Grund sollte man mit den wohltuenden Berührungen auch nicht sparen. Kurze Gesichtsbehandlungen lassen sich schließlich leicht ins tägliche Beautyprogramm einbauen. Bei jedem Auftragen einer Creme oder Maske können Sie Ihre Finger sanft über die Haut kreisen lassen und so die Pflege richtig gut einarbeiten. Bereits kurze Streicheleinheiten (ein bis zwei Minuten) genügen für einen tollen Schönheitseffekt, vorausgesetzt, man führt sie regelmäßig durch.*

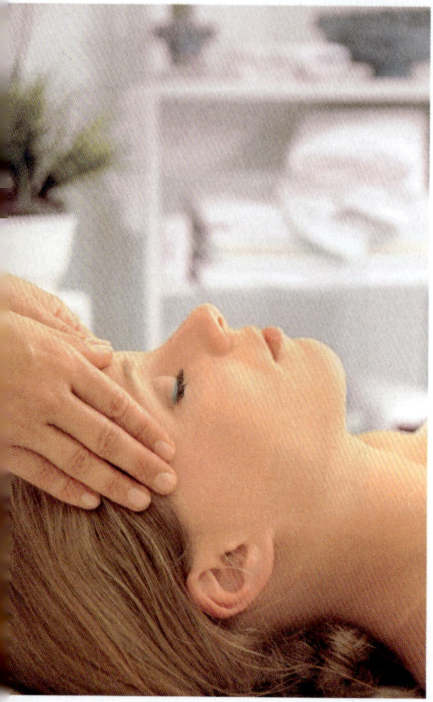

### Kneten für knackige Kurven

Cellulite weghungern? Das ist ein Ammenmärchen. Die fiesen kleinen Dellen sind nämlich gegen jede Diät resistent. Grund: Orangenhaut hat nichts mit der Anzahl der Fettzellen zu tun, sondern wie diese und das Bindegewebe beschaffen sind. Mehr dazu lesen Sie auf Seite 94. Mit Massagen wird man jedoch der Dellen auf effektive und angenehme Weise Herr. Der Grund ist simpel: Die Knetkuren regen die Mikrozirkulation, also den Zellstoffwechsel, an. Blockaden und Schlackstoffe lösen sich und werden mit jeder Handbewegung regelrecht aus den Zellen gestrichen. So einfach. Und dabei soooo angenehm!

### Wallemähne dank Massage

Auch schöne Haut ist nur halb so toll, wenn sich nicht auch die Haare von ihrer besten Seite zeigen. Und das ist leider gar nicht selbstverständlich. Im Gegenteil: Haarausfall kommt selbst auf den besten Köpfen vor – und das auf gar nicht so wenigen. Natürlich kann das Ausgehen der Haare die verschiedensten Ursachen (Vererbung, Entzündung, Krankheit) haben – bei leichten Beschwerden kann es aber auch einfach nur an einer mangelnden Nährstoffversorgung der Haarwurzeln liegen. Schlaffe Haare lieben daher kräftige Streicheleinheiten. Schließlich leitet sich das Wort Shampoo nicht ohne Grund vom indischen Wort „champo" ab, was so viel bedeutet wie „massieren". Durch die Stimulation der Haarwurzeln wird der Stoffwechsel angeregt und das Haar wächst gesünder und kräftiger nach.

**Auch die Kopfhaut möchte massiert werden.**

INFO

## Glatte Sache: die besten Anti-Cellulite-Wirkstoffe

*Wer die glättende Wirkung einer Massage auf das Bindegewebe verstärken will, sollte ein paar geheime Schönheitszutaten kennen, die der Orangenhaut endgültig den Garaus machen. Der beliebteste Helfer an der Dellenfront ist Koffein: Es kurbelt die Mikrozirkulation in der Haut an und begünstigt den Abbau von Schlacken bzw. erschwert deren Einlagerung. Einen anderen Ansatz verfolgen Produkte mit Thermotrick, die die Haut an den Problemzonen erhitzen oder abkühlen und damit spürbar etwas bewegen. Viele Produkte wirken sogar wie ein bodybuildendes Korsett mit Algen und Kieselerde. Auch effektiv: Entwässernde Inhaltsstoffe wie Rosskastanie und Kampfer mit Dränage-Effekt helfen bei den im Sommer häufig auftretenden Wassereinlagerungen. Ganz hip: Innovative Cremes schauen der Dermatologie über die Schulter und arbeiten in Anlehnung an die Liposuktion. Sie spalten Fette im Inneren der Zelle und sorgen für deren Abtransport. Das Wichtigste bei all diesen Produkten: Sie wirken umso besser, je intensiver sie in die Haut eingearbeitet werden.*

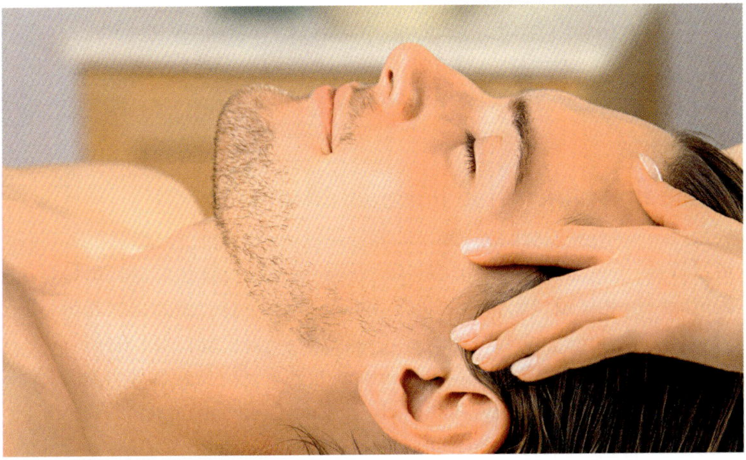

Die Vitamine C und E kräftigen dagegen die Haarstruktur; Kuren mit diesen Wirkstoffen sollten daher nicht nur in die Kopfhaut, sondern auch in die Haarlängen einmassiert werden. Bisabol wirkt reizlindernd und stabilisiert den Säureschutzmantel der Kopfhaut, sodass sie nicht so schnell austrocknen und angegriffen werden kann. Tinkturen mit Minze sind besonders im Sommer angenehm: Sie erfrischen und regen den Zellstoffwechsel an. Auch gut: Essenzen mit einem Mix aus Aminosäuren, Silizium und Zink beleben die follikuläre Funktionalität und steigern damit den Haarwachstumsprozess. Ebenfalls nützlich: Produkte mit Birken- und Salbeiextrakten sind zuverlässige Schuppenvernichter!

**Verschiedene Wirkstoffe stärken die Haare.**

INFO

### Kopfhautmassage: die besten Wirkstoffe

*Den belebenden Effekt der Massage auf die Kopfhaut und das Haarwachstum kann man mit kleinen Beauty-Helfern noch verstärken. Produkte wie Haarwasser oder Seren, die mit speziellen Wunderwirkstoffen ausgestattet sind, lassen Haare und Endorphine gleichermaßen sprießen. Produkte mit koffeinhaltigen Wirkstoffkomplexen steigern beispielsweise die Durchblutung der Hautzellen um ein Dreifaches. Dadurch verbessert sich auch die Nähr- und Sauerstoffversorgung an den Haarwurzeln. Ergebnis: Haarwachstum und -gesundheit werden gezielt gefördert.*

## Finger weg! Kontraindikationen einer Massage

**Nicht immer ist eine Massage angemessen.**

Ob der vielen angenehmen und sogar gesundheitsfördernden Aspekte einer Massage mag man kaum glauben, dass der sonst so förderliche Händedruck in gewissen Situationen regelrecht erdrückend und sogar ungesund sein kann. Hier lesen Sie, wann Sie von Massagen besser die Finger lassen.

### Lokale und allgemeine Kontraindikationen

Wenn der Körper Beschwerden macht, ist es natürlich grundsätzlich wichtig, auf die Signale zu hören. Der Organismus weiß oft am besten, was das Richtige für ihn ist. Dennoch bedeutet das Vorliegen einer der folgenden Kontraindikationen nicht zwingend, dass Sie ganz auf den Genuss einer Massage verzichten müssen. Man unterscheidet nämlich zwischen lokalen und allgemeinen Kontraindikationen. Lokale Gegenanzeigen sind auf ein bestimmtes, örtlich eingrenzbares Körperareal beschränkt. Beispiele hierfür sind Knochenbrüche oder eine Schuppenflechte. Diese Vorkommnisse schließen zwar eine Massage aus – aber nur an der betroffenen Stelle. Der restliche Körper kann und darf sich gern verwöhnen lassen. Es schadet ihm nicht. Im Gegenteil: Eine wohlige Entspannung kann sogar die Regeneration der gesundheitlich angeschlagenen Körperareale begünstigen. Anders bei den allgemeinen Kontraindikationen: Hier gilt ein striktes Massageverbot. Denn es handelt sich hierbei nicht nur um lokale Unstimmigkeiten, sondern um Symptome, die sich auf den gesamten Organismus beziehen und die sich durch eine Massage negativ verstärken können. Im Zweifel gilt natürlich: Vorsicht ist besser als Nachsicht. Scheuen Sie sich jedoch nicht, Ihren Masseur um eine professionelle Einschätzung zu bitten – er wird Sie fachkundig beraten.

**Lassen Sie sich von Ihrem Masseur beraten.**

## Alle Kontraindikationen im Überblick

Die nachfolgend aufgelisteten Symptome sprechen dafür, dass man auf eine Massage lieber verzichten sollte. Keinesfalls ist diese Liste abschließend oder allgemeingültig. Es ist daher in jedem Fall sinnvoll, Rücksprache mit einem Arzt zu halten. Sicher ist schließlich sicher!

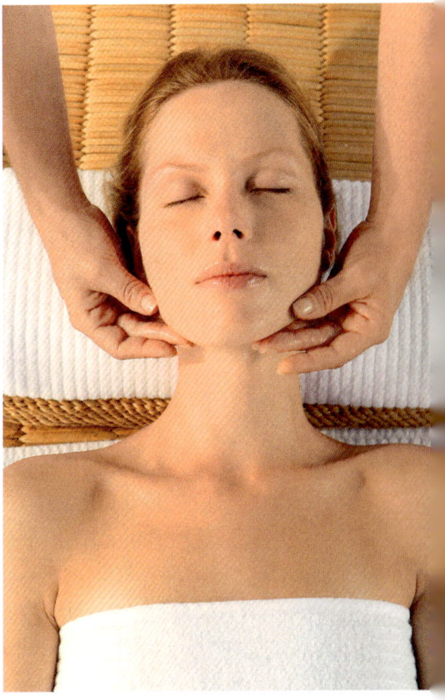

### Fieber: das K.o. für die Massage

Fieber bedeutet definitionsgemäß zwar „nur" eine vom Körper initiierte Temperaturerhöhung; doch jeder, der schon einmal Fieber hatte, weiß, was das wirklich bedeutet – und besonders, wie es sich anfühlt. Fieber macht schlapp, antriebslos und müde. Fieber an sich ist dabei zwar keine Krankheit, entsteht aber immer als Begleiterscheinung einer solchen. Sinn der Temperaturerhöhung ist, dass sämtliche biochemischen Abläufe im Körper schneller vollzogen werden. Dazu zählen insbesondere solche Vorgänge, die mit der Abwehrreaktion auf Krankheitserreger zu tun haben.

Die Abwehrarbeit ist anstrengend und macht den Körper schlapp, müde und manchmal sogar lethargisch. In solchen Augenblicken (zumindest wenn das Fieber nicht allzu hoch ist) sehnen sich manche Menschen nach Streicheleinheiten. Gegen ein paar zärtliche und tröstende Streicheleinheiten durch den Partner ist dabei auch nichts einzuwenden. Eine professionelle und kräftige Massage ist dagegen absolut tabu! Der Grund hierfür ist simpel: Eine Massage wirkt (auch wenn sie mental der Entspannung dient) immer anregend auf das Lymph- und Kreislaufsystem des Körpers. Der Körper reagiert mit Stoffwechseländerungen – eine Aufgabe, die ihn in fiebrigem Zustand überfordern würde. Der Kreislauf ist damit beschäftigt, gegen den Krankheitserreger anzukämpfen. Eine zusätzliche Mehrbelastung kann zum Kreislaufzusammenbruch führen. Ferner beeinträchtigt auch das Salben mit Öl die fieberhafte Abwehrreaktion des Körpers. Die Ölschicht, die sich über die Haut legt, ist nämlich dicht und undurchlässig und verhindert eine funktionierende Kälteregulation der Haut. Das gilt natürlich nicht nur für Massageöl, sondern auch für sämtliche Körperöle und reichhaltige Bodylotionen, die im fiebrigen Zustand aufgetragen werden.

**Massagen beanspruchen den Kreislauf.**

**Entzündungen: ein Massage-No-go!**

Entzündungen können so sehr brennen und schmerzen, dass es kaum erträglich ist. Sie können aber auch so klein und dezent sein, dass man sie kaum bemerkt. Entzündliche Prozesse des Körpers sind tückisch zu erkennen – aber wenn man sie aufgetan hat, sind sie ein sicheres Indiz dafür, dass eine Massage nicht angebracht ist.

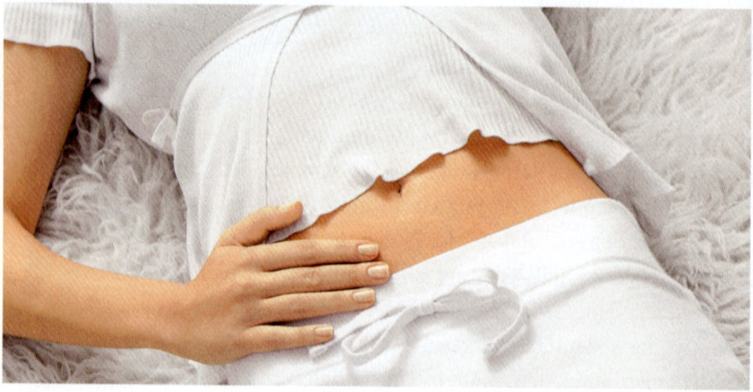

Entzündungen können im Körper durch verschiedenste Auslöser entstehen. Mögliche Ursachen können beispielsweise äußere Einwirkungen wie Druck, Reibung oder sogar Strahlungen sein. Ebenso kommen als Verursacher Bakterien, Viren oder Keime infrage. Als betroffene Körperregion kommt dabei nahezu jedes Körperareal – von der Haut über die Schleimhäute bis hin zu den inneren Organen – in Betracht. Wer sich nicht sicher ist, ob eine schmerzende oder eine sich unwohl anfühlende Stelle eine Entzündung erlitten hat, untersucht das Symptom auf die typischen fünf Anzeichen einer Entzündung. Zu diesen zählen Rötungen, Schwellungen, Erhitzung, Schmerzen und eine eingeschränkte Funktionalität des betroffenen Körperteils.

**Entzündungen können Sie selbst erkennen.**

Liegen diese Anzeichen vor, verzichtet man besser auf eine Massagebehandlung. Insbesondere dann, wenn es sich um keine lokale Entzündung (z. B. eine verletzungsbedingte Hautreizung an einem eingrenzbaren Areal), sondern um eine Entzündung des Körperinneren (z. B. Mandelentzündung, Entzündung der Magenschleimhaut) handelt. Denn dadurch, dass das Kneten und Streichen der Haut den Blut- und Flüssigkeitstransfer im Körper anregt, läuft man Gefahr, über diese Bahnen die Entzündungserreger im Körper weiterzuverteilen. Nehmen Sie daher bereits kleine Anzeichen ernst und vertagen Sie das Verwöhnprogramm lieber auf einen Tag, an dem Sie sich rundum fit fühlen.

**Dermatosen: ein Nein für Massagen!**

Mit dem Vorliegen einer Dermatose – also einer Hauterkrankung wie Schuppenflechte oder einer entzündlichen Verletzung – geht oft eine schmerzliche Berührungsempfindlichkeit einher, die die Lust auf eine Massage ohnehin mindert. Das ist auch gut so. Denn auch hier sind Massagen nicht immer eine Wohltat. Zum einen läuft man Gefahr, Bakterien oder Keime, die für die Hautreaktion verantwortlich sind, über die Streichungen und Berührungen des Masseurs unnötig auf der gesunden Haut zu verteilen und so weitere Reizungen zu verursachen. Zum anderen könnten die Berührungen den Körper in seinem Selbstheilungsprozess empfindlich stören und mehr Irritation als Heilung verursachen.

**Berührungsempfindliche Haut spricht gegen Massagen.**

Letztlich reagiert gereizte Haut oft auch empfindlich auf den Kontakt mit Ölen und Massagelotionen. Hier ist ohnehin Vorsicht geboten: Wer zu Reizungen und Rötungen neigt, sollte dies seinem Masseur unbedingt vor der Behandlung mitteilen. Er wird dann darauf achten, Öle und Lotionen zu verwenden, die frei von synthetischen Stoffen sind, um keine Irritationen hervorzurufen. Doch auch was Dermatosen im Hinblick auf Massagen angeht, gilt keine Verallgemeinerung und erst recht kein absolutes Tabu: Beschränkt sich die Erkrankung auf ein abgrenzbares Hautgebiet, darf sich der restliche Körper ruhig verwöhnen lassen – sofern die ungesunde Stelle großzügig ausgespart wird.

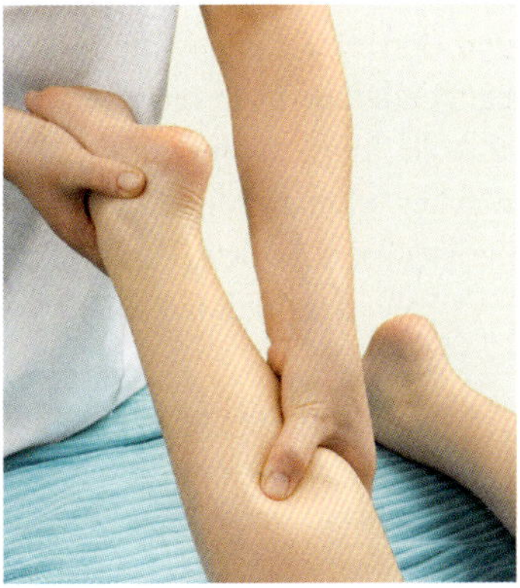

**Blut- und Herzerkrankungen**

Auch Blut- und Herzerkrankungen stellen eine Kontraindikation dar. Patienten, die von einer solchen Erkrankung betroffen sind, können ihren Körper und die einhergehenden Einschränkungen meist recht gut und genau einschätzen; dennoch wissen nur die wenigsten, dass auch Massagen eine Negativwirkung auf ihr Leiden haben können. Auch hier hat der Grund wieder mit der durch die Massage entstehende Verstärkung der Kreislauftätigkeit zu tun. Jedes Pushen des Kreislaufs und des Lymphsystems bedeutet für den Körper zwar etwas Positives wie einen verbesserten Nährstoffaustausch usw., aber eben auch eine Belastung.

Dieser Belastung kann der Körper nur standhalten und sie nutzen, wenn er rundum gesund ist. Erkranktes Blut, das vermehrt zu zirkulieren beginnt, verteilt seine Schadstoffe nur unnötig schneller. Und ein Herz, das ohnehin geschwächt ist, wird durch die vermehrte Kreislaufaktivität unnötig in Anspruch genommen und damit in seiner Leistung beeinträchtigt. Aber auch hier gilt: Jeder Mensch ist ein Individuum. Inwieweit Massagen gesund sind, beurteilt am besten ein Arzt. Sehen Sie aber grundsätzlich bekannte Blut- und Herzerkrankungen als Warnzeichen und halten Sie Rücksprache mit einem Fachmann.

**Scheuen Sie sich nicht, einen Arzt zu fragen.**

**Thrombose: ein absolutes Tabu für die Massage!**

Ein ausnahmsloses Massageverbot gilt bei Thromboseerkrankungen. Ein Nichtbeachten dieser Kontraindikation kann sehr schwere Folgen haben und schlimmstenfalls sogar den Tod herbeiführen.

Bei einer Thrombose handelt es sich um eine Gefäßerkrankung, bei der sich Blut zu einem Gerinnsel verklumpt, in einem Gefäß festsetzt und dieses verengt. Theoretisch kann eine Thrombose in sämtlichen Blutgefäßen des Körpers auftreten – am häufigsten sind die Verengungen aber in den Venen (v.a. den Beinvenen) zu finden.

Die Gefahr, die eine Massage im Fall einer Thrombose birgt, ist, dass das Blutgerinnsel durch den Druck des Massierens abreißt und fortgeschwemmt wird. Es kann in andere Gefäßbereiche wandern und diese gänzlich verstopfen. Oder noch schlimmer: Es kann in die Lunge geschwemmt werden und dort eine Lungenarterie verschließen, sodass ein gewisser Anteil der Lungengefäße nicht mehr durchblutet wird. Diese so entstandene Lungenembolie führt zu einer drastischen Überlastung des Herz-Kreislaufsystems, welches schlimmstenfalls kollabiert. Dies kann sogar zum Tod führen. Bei der Gefahr oder dem Verdacht einer Thrombose führt der Weg also in jedem Fall zum Arzt statt zum Masseur.

**Thrombose muss dringend behandelt werden.**

**Wirbel- und Knochenprobleme: Massage nur nach Absprache!**

Eine Massage hat zwar auch eine Wirkung auf die Knochen (v.a. auf die Durchblutung der feinen Mikromuskeln, die um die Knochen wachsen) – diese ist i.d.R. aber nur mittelbar. Eine direkte Einwirkung auf das Skelett gibt es nicht. Schließlich sind es nicht die Knochen selbst, die massiert und geknetet werden, sondern vielmehr nur das Muskel- und Fleischgewebe. Insofern können die Knochen i. d. R. auch keinen Schaden von einer Massage nehmen. So verhält es sich jedenfalls bei einer professionellen Knetkur mit einem erfahrenen Masseur. Bei laienhaften Massagen kann es jedoch durchaus vorkommen, dass man statt des Muskels einen Knochen streift. Besonders im Bereich der Wirbelsäule, wo das Knochenmaterial dicht unter der Haut liegt, geschieht dies versehentlich. Das ist soweit auch nicht schlimm – jedenfalls bei einem gesunden Skelett. Ein (beispielsweise durch Brüche oder Prellungen) verletztes Knochengerüst reagiert dagegen weniger gelassen auf Druck von außen. Sollten Sie also eine akute Verletzung haben oder noch mit den Folgen einer vergangenen Schädigung zu kämpfen haben, ist daher unbedingt ein Arzt zu befragen, inwieweit eine Massage in Ordnung ist.

**Bei Knochenproblemen sollten Sie sich nur von einem Profi massieren lassen.**

Gleiches gilt bei Bandscheibenproblemen. Zwar können Massagen auch hier angenehm und anregend sein – aber eben nicht immer und erst recht nicht um jeden Preis. Akute Bandscheibenvorfälle sind das absolute Tabu für eine Massage. Ausgeheilte Vorfälle freuen sich hingegen über gelegentliche sanfte Streicheleinheiten. Aber auch hier gilt: Sprechen Sie im Zweifel sicherheitshalber mit einem Arzt.

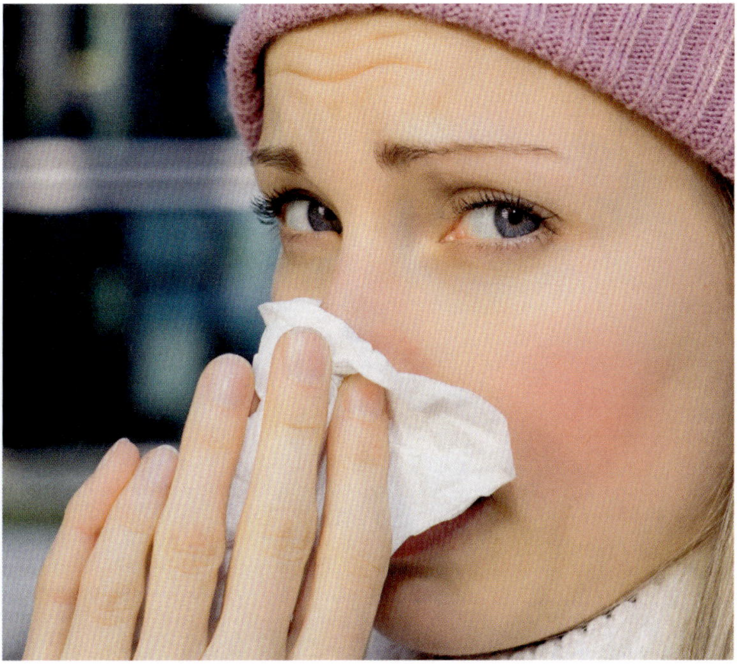

# Praxisteil

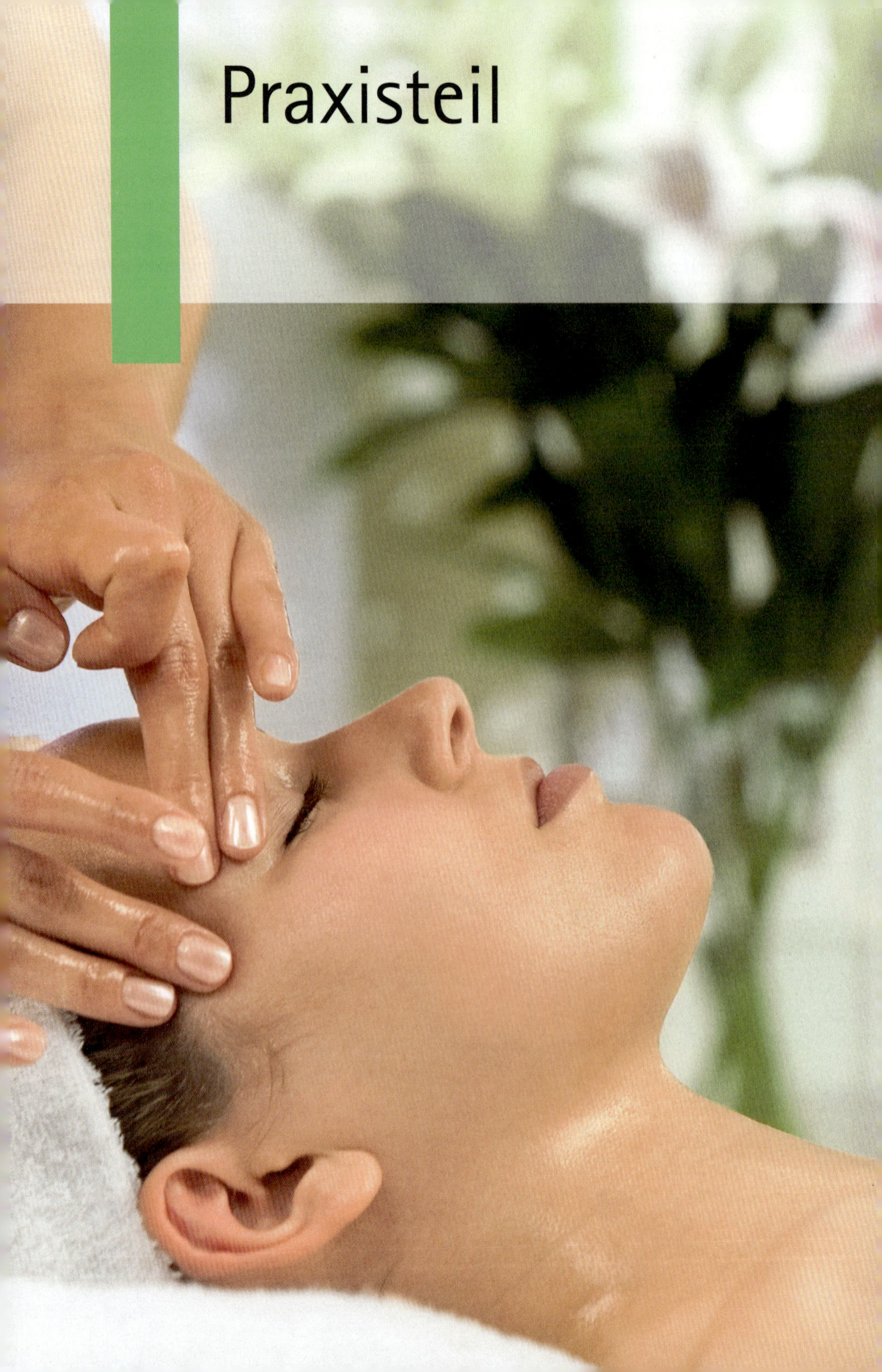

# Selbst- und Partnermassage oder Knetkur vom Profimasseur? – Der Unterschied

Wie wohltuend eine gute Massage ist, hat wohl jeder schon einmal erfahren. Was dagegen die wenigsten wissen, ist, was man tun muss, damit eine Massage auch wirklich gut wird. Daher folgt hier eine Einweisung in die Kunst des Knetens.

Wer sich auf der Suche nach Entspannung und körperlichem Wohlgefühl in fremde Hände begeben möchte, kann dies auf zweierlei Weise tun: Man kann sich entweder auf die vertrauten Hände des Partners, der Freundin oder anderer Familienmitglieder verlassen, oder aber man lässt sich in die starken, erfahrenen und geschulten Hände eines professionellen Masseurs fallen. Vor- und Nachteile gibt es (wie immer im Leben) auf beiden Seiten. Daher kann man eines bereits vorwegnehmen: Wofür Sie sich entscheiden, liegt bei Ihnen. Fakten, die Ihnen diese Entscheidung erleichtern können, finden Sie hier.

**Es gibt kein Richtig oder Falsch.**

## Selbst- und Partnermassage: vertraute Hände auf vertrautem Terrain

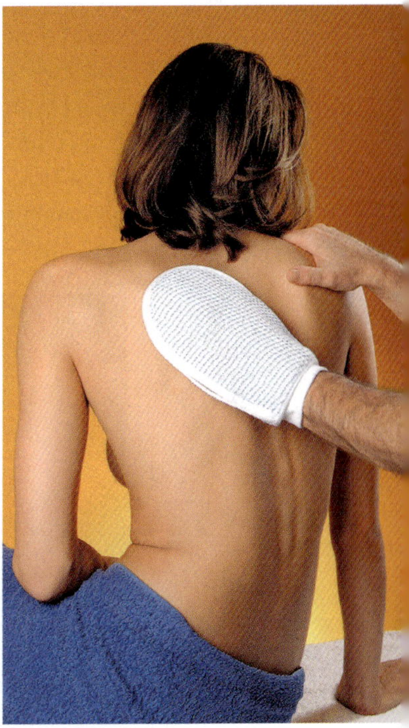

Wenn man abends gerade warm und gemütlich auf dem Sofa liegt, die Lieblingsmusik leise summt und der Freund dann beginnt, den seit Tagen schmerzenden und verspannten Nacken zu kneten, fühlt sich das doch an wie Weihnachten und Ostern zusammen, oder? Und genau damit hätten wir auch schon den Vorteil einer heimischen Selbst- oder Partnermassage entschlüsselt. Sie ist meist spontan und wird in den eigenen, vertrauten vier Wänden durchgeführt. Und das von einem Menschen, den man kennt und dem man vertraut, sodass Berührungen mit keinerlei Hemmung, sondern nur mit himmlischer Entspannung verbunden sind. Eine weitere Annehmlichkeit, die viele besonders im Winter zu schätzen wissen: Nach einer abendlichen Entspannungsmassage kann man direkt ins Bett fallen und mit den gelösten Nachwehen der Knetung genüsslich ins Traumland entschlummern. Das ist Entspannung pur. Besonders praktisch ist, dass Selbst- und Partnermassagen ohne großen Aufwand oder Termin mal eben zwischendurch ausgeführt werden können. Und das sogar noch gratis! Perfekt, eigentlich!
Aber eben nur eigentlich. Denn auch die schönste Massagestunde des Partners hat ihre Kehrseite, die zwar nicht gegen sie spricht, aber zumindest

erwähnt werden sollte. Ungeschulte Hände können zwar entspannen, sie werden aber kaum die gleiche (körperliche) Wirkung erzielen wie die Knetung durch einen geschulten Masseur. Dieser kennt genau die Griffe, die er einsetzen muss, um Beschwerden dauerhaft zu lindern. Wer also nicht nur angenehme Entspannung sucht, sondern Hilfe bei einem anhaltenden Schmerz braucht, ist in den Händen eines Profis besser aufgehoben.

**Auch Massagen von Laien sind angenehm.**

Sie müssen sich jedoch keine Sorgen machen: Nur weil man als Laie nicht unbedingt körperliche Beschwerden verbessern kann, heißt dass nicht, dass man Schmerzen verschlimmert oder gar überhaupt erst entstehen lässt. Zwar passiert es dem Laien, dass er hin und wieder auch mal die Knochen und Wirbel trifft und er nicht, wie es sich gehört, nur die Muskeln bearbeitet, da der Druck einer laienhaften Massage aber selten besonders kräftig ist, kann kaum etwas passieren. Außer einer angenehmen Mußestunde natürlich!

## Profi am Werk: Massage vom geschulten Masseur

Es hat schon seinen Grund, warum (staatlich anerkannte) Masseure eine mehrjährige Ausbildung durchlaufen müssen. Der Körper ist schließlich eine komplexe Einheit – einfach so draufloskneten, ohne Anatomie, Strukturen und Zusammenhänge zu kennen, führt hier zu nichts. Und genau dies ist auch der Vorteil einer Massage beim Profikneter: Er weiß, was er tut. Zwar kennt er Ihren Körper nicht unbedingt besser als Sie selbst – aber er kennt sich mit Verspannungen und Schmerzen aus. Wer nicht nur schnelle Entspannung, sondern langfristiges Wohlgefühl und vielleicht sogar Beschwerdefreiheit sucht, ist beim Profi richtig aufgehoben.

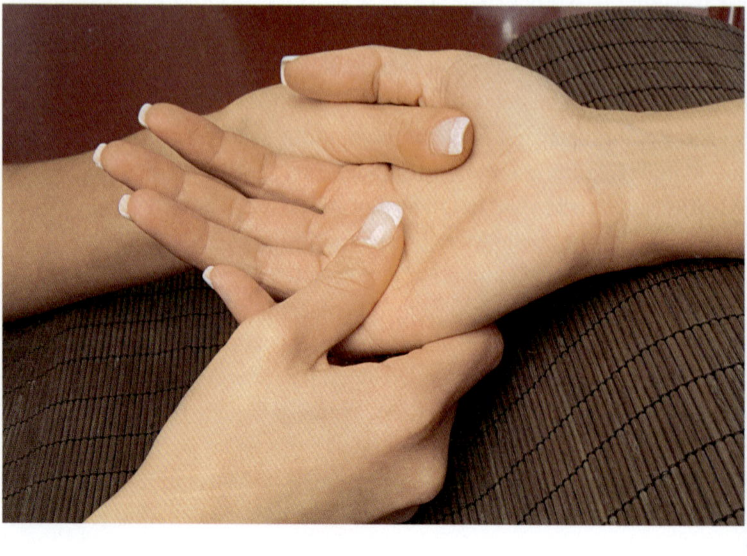

Neben den gekonnten Griffen sind zumeist auch die Räumlichkeiten und die Ausstattung eines professionellen Massagestudios von Vorteil. Insbesondere die Liegen sind speziell für eine angenehme Haltung während einer Massage konzipiert – eine Annehmlichkeit, die man daheim oft vermisst und teilweise sogar mit einer durch eine falsche Haltung entstandenen Verspannung büßen muss. Trotz der vielen Vorteile, die eine professionelle Massage hat, gibt es aber auch eine Kehrseite. Vielen Menschen ist es beispielsweise unangenehm, sich entkleidet in die Hände eines fremden Menschen zu begeben. Hinzu kommt, dass es teilweise mühsam ist, einen freien Termin zu ergattern, und abgesehen davon ist es auch eine Frage des Geldes, ob man sich eine Expertenknetung leisten kann und möchte. Das Problematischste ist wohl aber, einen Masseur zu finden, der nicht nur objektiv die Kunst des Knetens beherrscht, sondern auch subjektiv auf einer Ebene mit einem selbst ist. Bei Massagen geht es schließlich nicht nur um angewandtes Wissen, sondern v. a. um körperlich gefühlte Emotionen. Und die sind bekanntlich eine Typfrage. Masseur und Massierter müssen miteinander harmonieren. Einen guten Masseur zu finden, ist daher oft so schwierig, wie einen Partner fürs Leben zu treffen. Und genau wie bei der Partnerwahl findet man auch den richtigen Masseur nur durch Ausprobieren. Deshalb bleibt es unterm Strich eben Geschmackssache, ob man sich zum Profi oder zum Partner begibt, um Entspannung und ein klein wenig Seelenfrieden zu finden.

**Finden Sie einen Masseur, der zu Ihnen passt.**

# Die richtige Vorbereitung

Bei einer Massage geht es um mehr als „nur“ das Kneten der Muskeln und das sanfte Streichen der Haut. Es geht um ein ganzheitliches Wohlgefühl, das die Seele ebenso berührten soll wie den Körper. Alle Sinne wollen geweckt werden. Daher müssen bei einer Massage nicht nur die Griffe stimmen, sondern auch das ganze „Drumherum“ muss perfekt sein. Erfahren Sie, welche Vorbereitungen Sie treffen müssen, damit Geist und Körper durch sanfte Handberührungen verschmelzen.

**Geist und Körper sollen verschmelzen.**

## Der richtige Zeitpunkt: Timing ist alles

Es gibt wohl kaum etwas im Leben, das konstant ist. Alles unterliegt Schwankungen – so auch unsere Körperfunktionen und Stimmungen. Natürlich sind Laune und Lebensenergie keine verallgemeinerungsfähigen Eigenschaften, es gibt aber bei allen Menschen gewisse Parallelen bei der Veränderung des Energieniveaus im Laufe des Tages. Gemeint ist der sogenannte Biorhythmus; also unsere innere Uhr, die in groben Zügen unseren Tag diktiert.

Diese Energieschwankungen sind auch ausschlaggebend, wenn es darum geht, die beste Tageszeit für eine Massage zu finden. Oder andersherum: die Art der Massage auf die Zeit des Tages abzustimmen. Lesen Sie selbst.

**Massage am Morgen ...**

... vertreibt Kummer und Sorgen?! Ja, in gewisser Weise stimmt das. Betrachten wir aber zunächst, wie sich der Vormittag aus Sicht des Biorhythmus gestaltet. Hiernach ist die Zeit unmittelbar nach dem Aufstehen dazu bestimmt, den Körper langsam in Fahrt zu bringen. Das Energieniveau hat jetzt noch nicht seine Spitze erreicht, sondern befindet sich vielmehr noch im Aufbau. Die Helligkeit des frühen Tages bremst die Ausschüttung des Schlafhormons Melatonin und aktiviert Hormone, die den Körper in Gang setzen. Um diese Zeit werden übrigens auch vermehrt Sexualhormone ausgeschüttet. Das mag der Grund sein, warum viele Menschen morgens gerne kuscheln – sie folgen bewusst oder unbewusst ihrem Biorhythmus. Im Verlauf des Vormittags, wenn der Körper quasi auf Betriebstemperatur gekommen ist, geht es dann auf die erste Energiespitze zu. Bei vielen Menschen ist diese zwischen 11 und 12 Uhr. Jetzt ist der Geist wach, aufnahmefähig und konzentriert, und der Körper kraftvoll.

**Der Biorhythmus bestimmt unseren Wachzustand.**

Wer am Morgen eine Massage plant, sollte diese Energiekurve im Hinterkopf behalten. So macht es Sinn, Massagetermine unmittelbar nach dem Aufstehen bzw. in einen Zeitraum bis ca. 11 Uhr zu legen. In dieser Zeit kann man via Massage dem Körper helfen, auf Hochtouren zu kommen. Dazu eignen sich v. a. energiereiche Massagen mit kurzen, festen Griffen, die den Kreislauf pushen, die Muskeln wecken und den Körper so auf den Tag vorbereiten. Eine entspannende Massage, also eine mit langsamen, streichenden Berührungen, würde zum jetzigen Zeitpunkt (v. a. für Morgenmuffel) kontraproduktiv wirken und den Körper eher in seinem morgendlichen Dämmerzustand belassen, anstatt ihn zu wecken. Natürlich darf man sich hiervon auch mal eine Ausnahme gönnen: Wie wäre es mit einer romantischen Sonntagmorgen-Massage für Ihren Partner? Das entspannt und lädt ein, den Vormittag im Bett zu verbringen.

Übrigens: Ungünstig wirken Massagen zwischen 11 und 12 Uhr. Durch den hohen Energielevel des Körpers fällt es jetzt schwer, abzuschalten und zu entspannen. Allenfalls als Vorbereitung auf einen sportlichen Wettkampf wirkt eine aktivierende Massage nun Wunder.

**Die ideale Art der Massage hängt vom Tageszeitpunkt ab.**

**Mittags-Massage: ein Muntermacher**

Die Mittagszeit und der frühe Nachmittag sind oft die Zeiten des Tages, an denen wir am geschäftigsten sind. Leider empfindet unser Körper das etwas anders; die Natur gestaltet diese Zeit nämlich eher mit einem Wechsel aus Leistungsspitzen und -tiefs. Gerade zwischen 12 und 14 Uhr lässt die geistige und die körperliche Aktivität nach und macht dem Gefühl von Schlappheit und Hunger Platz. Nach einer Phase der Ruhe und Verdauung kommt es gegen 14 Uhr zwar nochmals zu einem Leistungshoch; dies ist jedoch weniger intensiv als die Energie der Vormittagsstunden. Gegen 15 Uhr, also zur Kaffeezeit, sinkt die Energiekurve wieder ab, um dann gegen 16 Uhr nochmals kurz zu steigen. Natürlich sind diese Schwankungen individuell verschieden spürbar; dennoch sind sie vorhanden.

**Achten Sie auf Ihre Energiekurve.**

Wer sich in diesem Zeitraum eine Massage gönnen will, sollte mit den Schwankungen des Energiehaushalts kalkulieren. Zum Zeitpunkt des mittäglichen Tiefs würde sich beispielsweise eine kurze, aber dafür knackige Energiemassage anbieten, die Kreislauf und Elan wieder auf Touren bringt. Auch in der „Kaffeezeit" tut eine solche Behandlung gut. In den Zeiträumen eines Energiehochs ist eine Massage dagegen eher unangebracht. Man kann jetzt nur schlecht entspannen und möchte die Energie oft lieber für Erledigungen des Alltags nutzen. Achten Sie mittags und nachmittags neben dem genauen Zeitpunkt einer Massage v.a. auch auf die Art und Dauer. Kurze, kräftige Behandlungen wirken jetzt besser als ausgedehnte und entspannende Massagen. Schließlich will man weiterhin energiegeladen durch den Tag gehen und nicht schon das Sandmännchen anlocken.

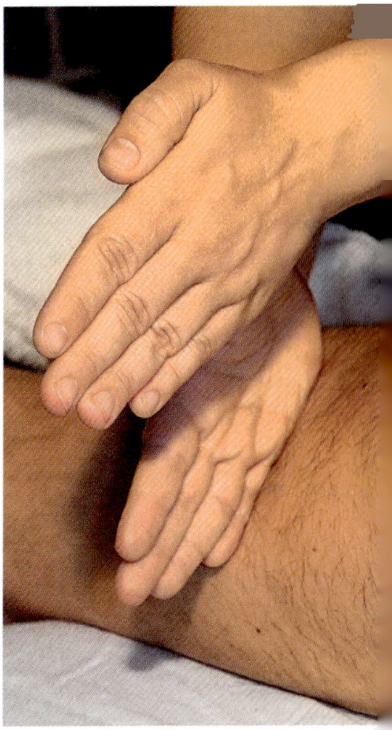

**Feierabend-Massage: endlich abschalten!**

Endlich Feierabend! Zeit für entspannte Stunden. Das sieht auch Mutter Natur so. Unser Biorhythmus beginnt ab ca. 17 Uhr auf Sparflamme umzustellen. Puls und Atmung verlangsamen sich und wollen, dass der Rest des Körpers es ihnen gleichtut. Und so geschieht es i.d.R. auch: Die Konzentrationsfähigkeit und der intellektuelle Elan lassen nach.

Massagen sind daher ab dem frühen Nachmittag besonders wohltuend. Insbesondere ruhige Behandlungen gliedern sich perfekt in den Rhythmus des Körpers ein und bringen ihn sanft zur Ruhe. Partnermassagen mit dem Liebsten sind in den Abendstunden ideal. Sie stellen nicht nur Ruhe und Entspannung im Körper her, sondern fördern auch auf emotionaler Ebene die Beziehung. Schließlich produziert der Körper bei einer Massage Hormoncocktails, die auf die Bindung zweier Menschen verstärkend und vertrauensfördernd wirken. Und hierfür sind wir in den Abendstunden besonders empfänglich. Schalten Sie daher abends hin und wieder den Fernseher aus und dafür Ihre Hände ein.

**TIPP**

### Der frühe Vogel fängt den Wurm ...

*... und bekommt die besten Massagetermine. Oft (und besonders in den Wintermonaten) sind Massagestudios nämlich restlos überbucht. Damit Sie auf jeden Fall einen Wunschtermin bei Ihrem Lieblingsmasseur ergattern, sollten Sie frühzeitig buchen. Das hat sogar noch zwei weitere Vorteile: Zum einen können Sie die Vorfreude genießen, zum anderen können Sie so planen, dass an diesem Tag nicht viele Termine anliegen oder sonstige Hektik ausbricht, und sich so einen richtig erholsamen Relaxtag gönnen.*

## Mahlzeiten und Massage

**Ernährung spielt auch bei der Massage eine Rolle.**

Natürlich ist es nicht nur die Uhrzeit, die bestimmt, in welchem körperlichen und geistigen Zustand wir uns befinden. Es sind viele verschiedene Faktoren, die hier reinspielen. Unter anderem eben auch der Faktor Ernährung. Essen und Trinken ist schließlich ein körperlicher Prozess – und auch dieser will bei der Vorbereitung auf eine Massage berücksichtigt werden.

### Ein voller Bauch massiert nicht gern

Nach dem Essen fühlt man sich oft angenehm müde und entspannt und hat daher nicht selten Lust auf eine kleine Massage, die diesen Zustand noch perfektioniert. Das klingt zwar verlockend, ist aber per se keine gute Idee. Ein voller Bauch wird nämlich nicht gern massiert. Dies liegt zum einen daran, dass der Organismus nach den Mahlzeiten alle Hände voll zu tun hat, die Nahrung im Magen zu zersetzen. Würde man sich in diesem

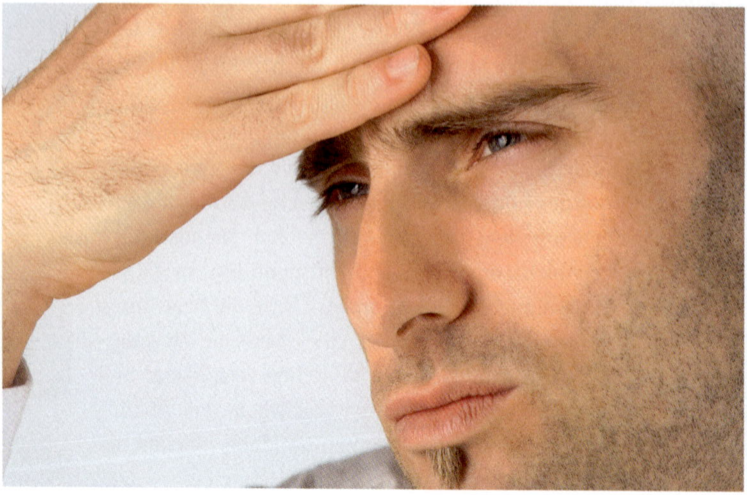

Zustand auf eine Massage einlassen, bedeutete es für den Körper eine Überforderung. Und zwar nicht nur weil Berührungen in der Bauchregion die arbeitenden inneren Organe irritieren würden, sondern auch weil eine Massage einen belebenden Effekt hat. Sie regt die Durchblutung und Stoffwechselprozesse an, welche den Körper zum jetzigen Zeitpunkt stören, weil er mit der Verdauung beschäftigt ist. Ferner behindert ein voller Magen den regulären Atmungsprozess. Es kommt zu einer flachen und kurzen Atmung, die der Entspannung nicht zuträglich ist.
Besser man wartet, bis die Verdauung bereits vorangeschritten ist und das Völlegefühl sich in eine angenehme Sattheit verwandelt hat. Deshalb sollten Sie mindestens eine Stunde nach dem Essen warten, bevor Sie sich durchkneten lassen.

**Eine Massage sollte nicht direkt nach dem Essen stattfinden.**

**Gut ernährt – besser massiert!**
Ein voller Magen ist also ein No-go für eine Massage – ein gänzlich leerer Magen allerdings ebenso. Denn ein hungriger Körper schüttet Stresshormone aus. Ein unangenehmer Nebeneffekt dieser Hormone ist, dass sie einen ungeduldig, hektisch und sogar ein wenig aggressiv werden lassen. Alles Eigenschaften, die nicht zu einer entspannten Massage passen. Daher gilt es, ein Mittelmaß zu finden: Der Bauch will nicht zu voll, aber auch nicht zu leer – und v.a. mit den richtigen Dingen gefüllt sein. Ideal sind leichte Speisen mit entgiftenden Eigenschaften. Konkret heißt das, dass die Mahlzeit wenig Fett und Säure, dafür mehr Basen und Vitamine enthält. So führen Sie dem Körper etwas zu, das ihn nicht belastet, und unterstützen gleichzeitig den regenerierenden Effekt einer Massage. Am besten sind natürlich Obst- und Gemüse-Snacks. Achten Sie hierbei jedoch darauf, dass Sie möglichst keine rohen Zutaten zu sich nehmen, sondern insbesondere das Gemüse lieber leicht dünsten. Rohkost kann zu Blähungen und damit zu einem Unwohlsein während der Massage führen.

**Ernähren Sie sich vitaminreich.**

**Trinken tut gut**
Neben der festen Nahrung ist es für unser Wohlbefinden und für die Wirkung der Massage wichtig, welche und wie viel Flüssigkeit wir dem Körper zuführen. Es ist allgemein bekannt, dass der Körper ausreichend Flüssigkeit braucht, um funktionieren zu können. Dieser Grundsatz ist auch im Hinblick auf die Massage gültig. Massagen sollen schließlich das Stoffwechselsystem anregen, also Gewebsflüssigkeiten schneller fließen lassen und zügiger austauschen. Je voller dabei der Wasserhaushalt ist, desto besser funktioniert der Gewebsfluss. Der Körper kann Schlackstoffe schneller und leichter abtransportieren. Ist ausreichend Bewegung im Gewebe, wird es zudem erschwert, neuen Gewebsmüll anzulagern.

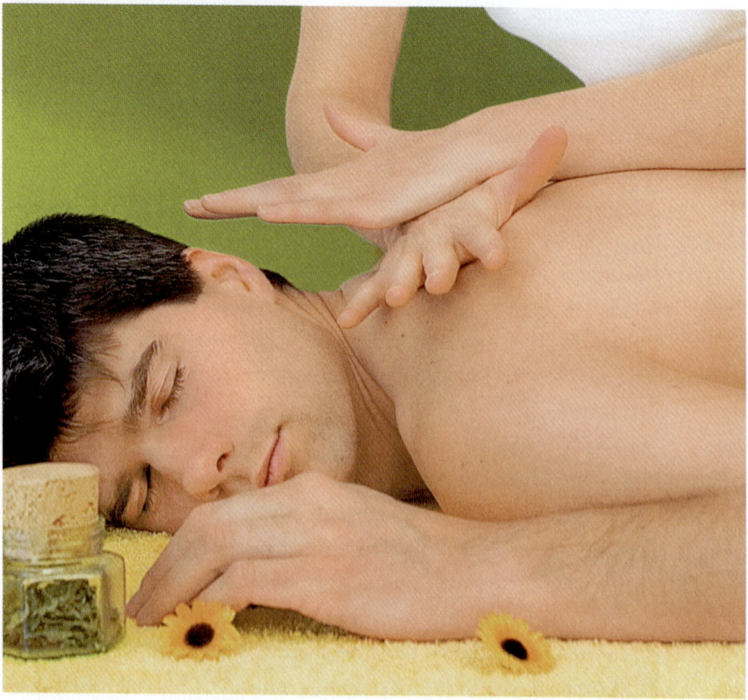

Flüssigkeit tut also gut. Gerade im Hinblick auf eine Massage sollte man allerdings darauf achten, was und wie viel man zu welcher Zeit trinkt. Wasser und (ungesüßte) Tees zählen dabei zu den besten Flüssigkeitslieferanten. Eine Faustformel besagt, dass der Körper ca. 40 Milliliter Flüssigkeit pro Kilogramm Körpergewicht am Tag benötigt. Wer mehr schafft: Gratulation. Nach oben gibt es keine Grenze. Achten Sie aber darauf, diese Mengen über den Tag verteilt zu trinken. Es nützt nichts, wenn man den Körper in kurzer Zeit „überwässert" und den Rest des Tages kaum Flüssigkeit zu sich nimmt. Es soll schließlich zu einem permanenten „Fluss" im Gewebe kommen. Diese Maßstäbe gelten v. a. für die Tage vor und nach der Massage. Am Tag der Behandlung selbst gilt jedoch etwas anderes. Zumindest wenn es sich nicht um eine kurze „Zwischendurch-Massage", sondern um eine einstündige Behandlung dreht. Es ist nämlich denkbar unangenehm, wenn die Blase zum Zeitpunkt der Massage voll ist. Achten Sie daher darauf, dass Sie zwei Stunden vor der Massage nicht mehr allzu große Mengen trinken. Grund: Bei der Massage entspannt sich die Atmung und geht tiefer in den Bauch. Dies wiederum bewirkt, dass sich die Blase schneller füllt – und damit unangenehm drückt. Daher gilt: Unmittelbar vor der Massage nicht viel trinken, danach dürfen Sie sich ruhig einen großen Schluck Wasser oder entschlackenden Tee gönnen.

**Unmittelbar vor der Massage sollte man nicht zu viel trinken.**

INFO

### Die besten „Massage-Tees“

*Unterstützen Sie die positive Wirkung einer Massage mit den nützlichen Eigenschaften bestimmter Teesorten.*

- **Kamillentee:** *wirkt beruhigend und reizlindernd. Besonders, wer es mit Stress oder einem nervösen Magen zu tun hat, ist mit einer warmen Tasse Kamillentee gut beraten.*
- **Schwarzer Tee:** *wirkt anregend. Er ist v. a. nach einer aktivierenden Massage zu empfehlen, um die energiesteigernde Wirkung noch zu unterstützen.*
- **Hagebuttentee:** *wirkt regulierend auf die Verdauung und stärkt zudem die Abwehrkräfte.*
- **Johanniskrauttee:** *dient der guten Laune. Er wirkt positiv auf die Ausschüttung des „Glückshormons“ Serotonin und hilft so gegen depressive Verstimmungen und psychische Angeschlagenheit und Anspannung.*
- **Baldrian- und Passionsblumentee:** *haben beide eine ruhefördernde Eigenschaft. Sie werden daher auch oft vor dem Einschlafen – oder eben vor einer entspannenden Massage getrunken.*
- **Grüner Tee:** *ist eine echte Abwehrwaffe. Er schützt vor freien Radikalen und pusht so das Immunsystem. Zudem unterstützt er den Abbau von Schlackstoffen im Körper.*

## Die passende Atmosphäre: eine Einladung an die Sinne

Eine Massage ist ein Sinneserlebnis. Damit dies tatsächlich zutrifft, müssen alle Parameter so abgestimmt sein, dass sie sämtlichen Sinnen schmeicheln. Schaffen Sie eine Wohlfühlatmosphäre!

### Zeit ist die halbe Miete

Massagen, die der Entspannung dienen sollen, müssen sich vor einem in Acht nehmen: Hektik. Sie ist der Tod der Entspannung. Und es gibt eine Sache, die bei jedem Menschen größte Hektik auslöst: mangelnde Zeit. Wenn Sie sich bei einer Massage entspannen wollen, schaufeln Sie sich davor und danach also unbedingt Zeit frei. Sofern Sie sich nicht von Ihrem Partner daheim, sondern in einem Massagestudio verwöhnen lassen, müssen Sie mit einrechnen, dass Sie für den Weg dorthin, das Suchen eines Parkplatzes, das An- und Ausziehen und das „Ankommen“ duchaus etwas Zeit brauchen.

**Hektik ist ein Entspannungskiller.**

Mit Letzterem ist gemeint, dass Sie ein paar Minuten benötigen, um sich mental auf die folgende Entspannung einzustellen; Sie müssen „runterkommen". Finden Sie sich ruhig 20 Minuten vor der Behandlung im Massagesalon ein, nehmen Sie gemütlich im Wartebereich Platz und schalten Sie bewusst ab. Das Gleiche gilt für daheim: Wenn Sie vorhaben, sich von Ihrem Partner verwöhnen zu lassen, beginnen Sie schon davor, zur Ruhe zu finden. Hier hilft es am besten, wenn man anfallende Erledigungen (Wäsche waschen und Co.) bereits hinter sich gebracht hat.

### Raum der Ruhe: So wichtig ist der Ort der Massage

**Kleine Räume vermitteln Geborgenheit.**

Um sich bei einer Massage fallen lassen zu können, muss man sich auch in den Räumlichkeiten geborgen fühlen. Helle und offene Räume wirken zwar freundlich und einladend – sie sind dennoch nicht unbedingt für den genannten Zweck geeignet. Intuitiv fühlt sich der Mensch nämlich eher in kleinen, heimeligen, fast höhlenartigen Räumen geborgen. Idealerweise haben die Massagezimmer eine Tür, die man schließen und damit den Rest der Welt abschotten kann. Oft kommt das Schlafzimmer als ein solcher Raum infrage. Im Optimalfall ist das Fenster mit einem Rollladen ausgestattet, sodass man auch hier eine gewisse Abschottung von der Außenwelt erreicht.

Aus psychologischer Sicht eignet sich das Wohnzimmer – auch, wenn es klein und gemütlich ist – übrigens nicht so sehr für eine Entspannungsmassage. Der Körper und das Unterbewusstsein verbinden mit diesem Raum (anders als mit dem Schlafzimmer) nämlich oft nicht Ruhe, sondern Kommunikation und Leben. Unterm Strich kann man aber auch hier keine allgemeingültigen Aussagen treffen – wichtig ist, dass Sie sich in dem Raum, in dem massiert wird, wohl und geborgen fühlen.

### Liegen wie auf Wolken: der perfekte Massageuntergrund

**Entspanntes Liegen ist wichtig.**

Wie man sich bettet, so liegt man. So behauptet es eine alte Volksweisheit und trifft damit genau den Knackpunkt einer entspannten Körperhaltung während der Massage. Denn wie angenehm sich die Behandlung anfühlt, hat viel damit zu tun, wie angenehm und gut man liegt. Professionelle Massagepraxen verfügen oft über spezielle Massageliegen. Bei ihnen lassen sich die einzelnen Bereiche (Kopf-, Seiten- und Beinareal) unabhängig voneinander verstellen, sodass die individuell angenehmste Stellung gefunden werden kann. Eine runde Aussparung im Kopfteil sorgt zudem dafür, dass man in Bauchlage den Kopf in einer gestreckten Position ablegen kann. Die Luxusmodelle unter den Massageliegen verfügen dabei sogar über ein Heizsystem, das den Massierten während der Behandlung warm hält. So gebettet wie auf Wolken, wird die Massage sicher himmlisch. Doch keine Sorge: Im heimischen Himmelreich kann man auch ohne Profiliege gemütlich massieren. Ein idealer Untergrund für eine Massage daheim ist

ein stabiler, frei stehender Tisch, den man mit einer dicken Schaumstoffmatte belegt. Ebenso eignet sich das Bett, sofern die Matratze nicht zu weich (dann sinkt der Massierte zu tief ein, und der Masseur erreicht nicht mehr gut alle Stellen) und auch nicht zu hart (das kann ungemütlich sein) ist. Ferner sollte die Massageliege oder eben das Bett frei zugänglich sein, damit der Masseur von allen Seiten gut herankommt.
Wichtig: Decken Sie die Massageliege oder Matratze unbedingt mit einem Laken ab, das sich gut reinigen lässt. Bei einer echten Knetkur wird schließlich mit Ölen gearbeitet, und so passiert es, dass hin und wieder ein paar Tropfen danebengehen. Das Schutztuch sollte daher Flecken vertragen können und dabei so robust und nach Möglichkeit undurchlässig sein, dass es die Unterlage vor Ölflecken schützt.

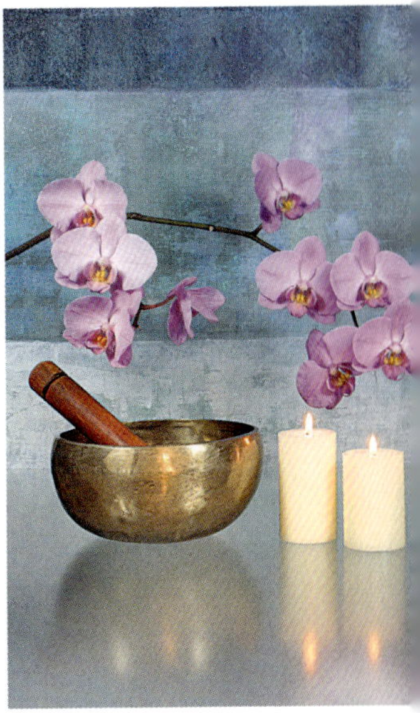

Neben einer Liege und einem Laken werden ein mittelgroßes Kissen und ein großes, zusammengerolltes Handtuch benötigt. Das Kissen dient als Unterlage für den Kopf; die Halswirbelsäule braucht eine sanfte Erhöhung, damit sie entspannt liegen kann. Das zusammengerollte Handtuch wird, wenn der Massierte in Rückenlage liegt, unter die Knie geschoben. Auch hier ist eine Erhöhung angenehm. Die hoch gelagerten Knie bedingen nämlich ein leichtes Vorkippen des Beckens, sodass kein Hohlkreuz entstehen und die Lendenwirbelsäule sich entspannen kann. In Bauchlage findet das zusammengerollte Handtuch ebenfalls Verwendung: Jetzt wird es unter die Fußrücken gelegt, um eine für Beine und Wirbelsäule entspannte Liegeposition zu erreichen.

**Licht: Stimmungsmacher Nummer 1**

Unser Gemüt passt sich unterbewusst oft an die Lichtverhältnisse an, in denen wir uns gerade befinden. Warmes, weiches und leicht gelbliches Licht vermittelt ein angenehmes Gefühl von Geborgenheit und Wärme. Grelles, blaustichiges, kühles Licht weckt dagegen oft eher Unbehagen und teilweise sogar ein Gefühl des Fröstelns. Entsprechend gilt es bei der Massage ein einladendes Lichtklima zu schaffen. Eine direkte Beleuchtung von der Decke ist dabei oft zu hart, weil sie den Raum zu sehr ausfüllt. Besser sind i.d.R. indirekte Lichtquellen wie Stehlampen. Sie beleuchten den Raum nur partiell und sind mit etwas schwächer leuchtenden Glühbirnen ausgestattet, so dass kein grelles Licht – und damit keine kühle Stimmung - entstehen kann. Noch besser sind Kerzen geeignet.

**Weiches Licht wirkt entspannend.**

Wichtig: Damit der Massierte wirklich abtauchen kann, sollte der Raum zwar tendenziell eher zu dunkel als zu hell sein, dennoch ist immer so viel Licht nötig, dass der Masseur noch genau erkennen kann, was er tut.

**Temperatur: Schaffen Sie ein entspanntes Klima**

Wärme ist nicht nur eine Temperaturbezeichnung, es ist auch eine Emotion. Wärme bedeutet Geborgenheit und Entspannung – also genau das, was eine gute Massage bieten sollte. Der Temperatur kommt daher bei der Behandlung eine tragende Rolle zu. Wichtig ist in erster Linie, dass der Raum wohlig warm, dabei aber nicht stickig ist. Vor der Behandlung empfiehlt es sich, kurz gründlich zu lüften. Eine frische, sauerstoffreiche Luft ist nicht nur deshalb wichtig, weil sie gesünder ist, sondern v.a. weil die Atmung bei der Massage tiefer und intensiver wird. Die Luft sollte dabei frisch, keinesfalls aber kalt sein. Drehen Sie die Heizung daher nur so weit auf, dass Sie sich im T-Shirt wohlfühlen. Zu warm darf es nämlich auch nicht sein, da sonst der Masseur schnell ins Schwitzen kommt. Für denjenigen, der still liegt und massiert wird, fühlt sich die Temperatur zwar immer einen Deut kühler an, ein Frieren kann man aber leicht mit Decken und Laken verhindern. Der Massierte sollte generell während der Massage in eine Decke oder ein ähnlich warmes Tuch gehüllt sein. Nur die Stelle, die gerade bearbeitet wird, darf freiliegen. So ist es für den Massierten nicht nur wärmer, sondern es fühlt sich auch weicher und geborgener an, als schutzlos und entblößt dazuliegen.

**Frische, warme Luft ist ideal.**

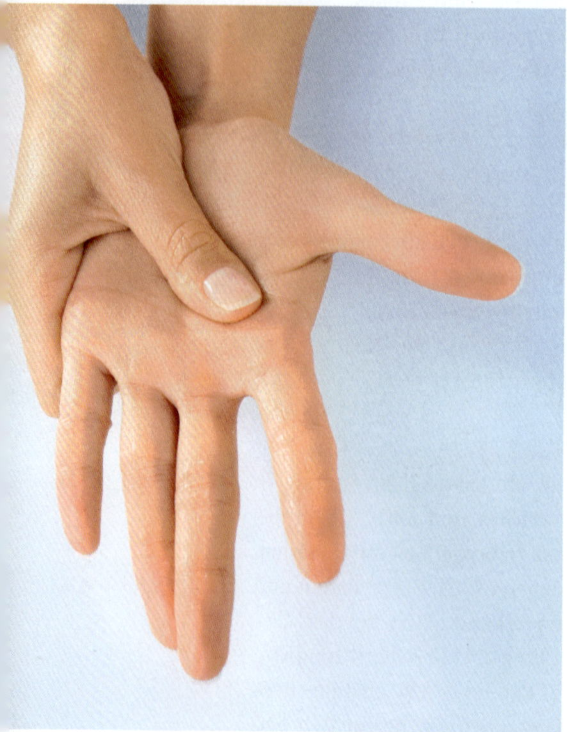

Es ist aber nicht nur die Raumtemperatur, die eine warme Atmosphäre schafft. Auch mit anderen temperierten Details kann man Wohligkeit erzeugen. Dazu zählen besonders die Hände des Masseurs. Nichts ist unangenehmer, als von eisigen Fingern berührt zu werden. Der Massierende sollte seine Hände daher vor der Behandlung unbedingt auf Betriebstemperatur bringen. Nehmen Sie hierfür ein zehnminütiges Wasserbad oder regen Sie die Durchblutung in den Händen an, indem Sie Ihre Hände und Finger fünf Minuten lang kräftig gegeneinanderreiben. Ferner kann man die Massageöle und Körperlotionen vor der Behandlung in einem Wasserbad leicht erhitzen. Doch Vorsicht vor zu viel Temperatur: Werden die Produkte zu stark erhitzt, drohen wertvolle Inhaltsstoffe regelrecht zu verbrennen. Für ein angenehmes Gefühl auf der Haut genügt es, wenn Öle und Lotionen handwarm sind.

TIPP

### Wärme von unten

*Um die Atmosphäre besonders wohlig zu gestalten, kann man auch die Massageliege selbst auf eine angenehme Temperatur bringen. Dafür legt man vor der Massage entweder einige Wärmflaschen oder erhitzte Kirschkernkissen auf die Unterlage, deckt alles ab und lässt die Wärme für ca. fünf Minuten in den Stoff eindringen. Besonders gut eignen sich hierfür auch elektrische Heizkissen oder -decken. Man legt sie einfach unter die Schutzdecke und kann sie während der ganzen Behandlung angeschaltet lassen. Ein weiterer Vorteil ist, dass man die Temperaturabstufungen fein und individuell regulieren kann.*

### Aromen schaffen Atmosphäre

Düfte sind biochemische Stimmungsmacher. Grund: Ein Geruch wandert über die Nase direkt ins limbische System, dem Teil des Gehirns, der für Emotionen und Erinnerungen zuständig ist. Schnuppern wir also einen bekannten oder wohligen Geruch, liefert das Gehirn in Sekundenschnelle die passende Erinnerung und Emotion dazu. Das ist auch der Grund, warum einem das Wasser im Munde zusammenläuft, wenn man ein leckeres Essen riecht, oder man sich sofort heimisch fühlt, wenn man das Haus der Eltern mit den entsprechenden Gerüchen betritt. Wer um diese Macht der Düfte weiß, kann sie sich zunutze machen. Und das nicht nur zum Zweck einer Entspannungbehandlung, sondern auch in sämtlichen anderen Lebenslagen. So sollte es in der eigenen Wohnung beispielsweise immer wohlig nach Ihren Lieblingsaromen duften. Raumspray und Duftkerzen sind ideale Helfer, um tolle Düfte zu erzeugen. Und das nicht nur in den eigenen vier Wänden, sondern auch überall sonst, wo man sich heimisch fühlen will. Viele Menschen nehmen daher gewohnte Düfte (als Spray oder Kerze)

**Das Gehirn verbindet Gerüche mit Emotionen.**

INFO

### Wohlriechender Wasserdampf

*Aromaöle kommen besonders gut zum Tragen, wenn man ein paar Tropfen in eine Schale mit Wasser gibt und diese auf die Heizung stellt. Das Wasser verdampft und verteilt die Duftstoffe gleichmäßig und sanft im Raum. Netter Nebeneffekt: Durch den Wasserdampf gerät mehr Feuchtigkeit in die Luft. Dies ist gerade im Winter von Vorteil, weil durch die Heizung viel Feuchtigkeit aus der Luft gezogen wird. Dieses trockene Klima greift teilweise Haut und Schleimhäute an; Rötungen und Juckreiz sind häufig die Folgen.*

mit auf eine Reise, damit sie sich im Hotelzimmer nicht fremd fühlen. Sofern es in Ihrer Wohnung bzw. in dem Raum, wo Sie die Massage geben oder genießen wollen, ohnehin schon angenehm duftet, belassen Sie es bei diesem Zustand. Riecht es dagegen noch nüchtern oder unangenehm, laden Sie mit Duftkerzen oder Aromaölen, die man auf eine Schale mit gezupften Blütenblättern oder in eine Schale Wasser träufelt, auch Ihren Geruchssinn auf eine Entspannungsreise ein.

INFO

### Duft-Doping: Aromen und ihre Wirkung

*Wer mit Düften eine Stimmung erzeugen will, muss wissen, welcher Duft wie wirkt. Ein Überblick:*

- **Gute Laune schnuppern:** *Aromatisch frische Düfte wie Orange und Neroli oder würzige Odeurs wie Fichte oder Sandelholz erheitern und harmonisieren gestresste Gemüter und lösen so auch hartnäckigen Stress in Luft auf.*
- **Es knistern lassen:** *Orientalische Aromen wie Zimt und Zedernholz wirken erotisierend und eignen sich daher für sinnliche Massagestunden.*
- **Via Nase zur Seele:** *Die Augen schließen und träumen kann man mit Aromen von Weihrauch und Kardamom. Nicht umsonst werden diese Düfte oft für religiöse oder meditative Zwecke verwendet. Sie lösen den Knoten in der Seele, lockern die Gedanken und inspirieren den Geist.*
- **Satte Düfte:** *Süße Schoko-, Vanille- oder Honigaromen bremsen den Heißhunger auf Naschereien. Grund: Ein warmer, intensiv süßlicher Duft wirkt so stark auf das vegetative Nervensystem, dass es im Riechzentrum zu einer Art Zucker-Overkill kommt und dem Gehirn so ein Gefühl der Sättigung vermittelt wird.*
- **Frische Brise:** *Florale und fruchtige Odeurs wie Jasmin, Bergamotte, Zitrone und Orange regen Geist und Körper an. Sie erinnern an warme Sommermonate und versprühen ebensolche Energie.*

**Entspannung ist hörbar**

Damit auch wirklich alle Sinne bei der Entspannungsreise auf ihre Kosten kommen, muss nun noch etwas für die Ohren getan werden. In welcher Form Sie das mögen, ist jedoch individuell verschieden. Manche Menschen lieben die Ruhe und brauchen sie, um zu entspannen. Dabei ist es gar nicht so einfach, eine völlige Geräuschlosigkeit zu schaffen. Es gibt viele Details, die den Frieden stören können und daher beachtet werden müssen.

Dazu zählen neben dem Handy v. a. Haushaltsgeräte, die ein permanentes Summen o. Ä. von sich geben. Auch Wasch- und Geschirrspülmaschinen sollten Pause haben, wenn es zur Massage geht. Hören Sie sich einfach einmal bewusst in Ihrer Wohnung um – Sie werden schnell lokalisieren, wo die hörbaren Ruhestörer sitzen.
Völlige Stille muss aber nicht unbedingt für jeden das Richtige sein. Für solche Kandidaten empfiehlt es sich, eine CD mit leisen meditativen Klängen oder anderen ruhigen Rhythmen im Hintergrund laufen zu lassen. Je ruhiger die Klänge, desto besser. Erwiesenermaßen übertragen sich nämlich die wellenartigen Schwingungen der Musik auf den Körper. Schnelle, laute Musik wirkt daher aktivierend. Langsame und sanfte Klänge bringen dagegen Puls und Seele zur Ruhe.

**Die Schwingungen der Musik übertragen sich auf den Körper.**

Für wen dagegen selbst sanfte Musik zu unruhig, völlige Stille aber zu nüchtern ist, der sucht sich einen hörbaren Mittelweg: Oft lieben solche Menschen natürliche Klänge wie die Geräuschkulisse des Meeres oder des Waldes. Solche Hörszenarien sind als CD erhältlich.

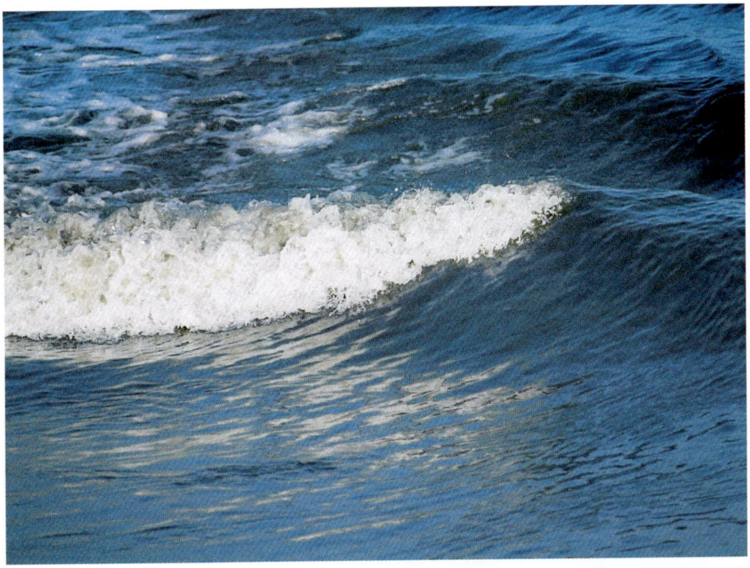

## Körperliche Entspannung beginnt bereits vor der Massage

Wenn Raum und Massageliege hübsch hergerichtet sind, es köstlich duftet und das Licht gedimmt leuchtet, ist fast alles bereit für die kommende Entspannungsphase. Aber eben nur fast. Denn das Wichtigste fehlt noch: der Massierte selbst. Auch er muss sich, seine Muskeln, seine Haut und seine Seele auf die Erholung einstimmen, wenn er selbige voll und ganz genießen will. Wie das geht, lesen Sie hier:

### Sport vor der Massage – sinnvoll?

**Achten Sie auf Ihre persönlichen Vorlieben.**

Bei einer Massage soll insbesondere der Spannungszustand der Muskeln gelöst und gelockert werden. Es hat daher durchaus Sinn, diese Körperareale einer besonderen Vorbereitung zu unterziehen. Aber wie sieht diese genau aus? Das lässt sich leider nur in groben Zügen beantworten, da hierbei jeder Mensch seine eigenen Vorlieben hat. Beispielsweise ist es Geschmackssache, ob eine Sporteinheit vor der Massage sinnvoll und angenehm ist. Die Befürworter argumentieren, dass der Muskel nach einer kräftigen Anstrengung in eine Erholungsphase fällt und diese durch die Massage optimal unterstützt werden kann. Es sei ein besonders angenehmes Gefühl, „nach getaner Arbeit" die Belohnung dafür zu erhalten. Andere wiederum lehnen eine Sporteinheit vor der Massage ab, da die Massage ihren entspannenden Zweck verfehle, wenn man die Muskeln zuvor ausgepowert hat. In solchen Fällen sei nämlich eher eine professionelle Sportmassage gefragt, die gezielt auf die Muskelregeneration abzielt, als eine reine Erholungsmassage. Plausibel klingen beide Seiten. Daher bleibt es unterm Strich Ihnen überlassen, für welchen Weg Sie sich entscheiden.

Wenn Sie sich für den Sport entscheiden, ist es allein wichtig, dass Sie sich an ein paar Grundsätze halten, die unstrittig Gültigkeit haben. Erstens ist es sinnvoll, die Sporteinheit rechtzeitig vor der Massage zu absolvieren. Sie sollten sich vor der Entspannungsbehandlung mindestens ca. eine Stunde Ruhe gönnen. Diese Zeit ist nämlich nötig, um alle Körperfunktionen, die beim Training hochgefahren sind, wieder herunterzufahren. Besonders das Herz-Kreislauf-System braucht diese Zeit. Zweitens sollten Sie darauf achten, dass Sie es mit dem Sport nicht übertreiben. Muskeln, die zu sehr beansprucht werden, erleben kleine Mikroverletzungen, die für sich genommen zwar nicht schlimm sind und vom Körper rasch repariert werden, sich aber dennoch unangenehm anfühlen – besonders wenn die betroffenen Stellen anschließend durchgeknetet werden. Wer diese zwei kleinen Regeln beherzigt, darf sich aber ruhig aktiv körperlich betätigen. Dann haben Sie sich die Erholung wenigstens so richtig verdient.

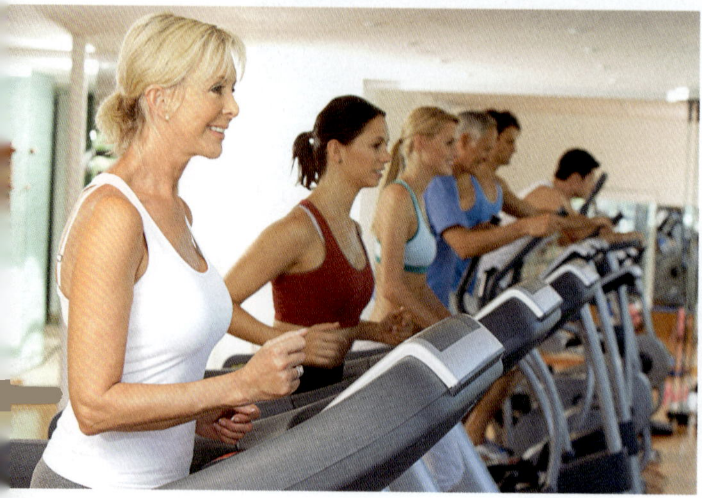

INFO

### Sport gegen Verspannungen

*Verspannungen sind Verhärtungen und Verklebungen von Muskelfasern. Sie fühlen sich nicht nur unangenehm an, sondern schränken uns teilweise sogar in der Bewegung ein. Was jetzt hilft? Massagen zum einen, zum anderen: Sport! Bei Verspannungen darf man sich keinesfalls schonen. Bewegung fällt durch die Verhärtungen vielleicht schwer, ist aber eines der effektivsten Mittel, um sie zu lösen. Der Grund ist ähnlich wie bei der Massage: Sowohl das Kneten der Muskulatur als auch Sport regen die Durchblutung und den Zellstoffwechsel an. Der Körper kommt wieder in Fluss und entwickelt die Kraft, Verkantungen selbstständig zu zersprengen. Sie müssen sich deshalb nicht verausgaben: Kurze, aber dafür regelmäßige Bewegungseinheiten sind der Schlüssel zu einem gesunden und glücklichen Körper.*

### Muskelentspannung durch Wärme

Um die Wirkung einer Massage von Beginn an auszukosten, ist es ratsam, bereits in einem körperlich gelösten Zustand die Behandlung anzutreten. Auf diese Weise kann der Masseur gleich in die Vollen gehen, ohne erst Zeit und Energie dafür aufzuwenden, den Muskeltonus, also den Spannungszustand der Muskeln, herunterzufahren.

Dabei gibt es v.a. ein Mittel, das angespannte Muskeln zuverlässig entspannen lässt, nämlich Wärme. Grund: Erhöhte Temperaturen führen dazu, dass sich Materie und Gewebe sanft ausdehnen und nachgiebiger werden. Stark zusammengezogene Muskeln entspannen auf diese Weise von ganz allein.

**Wärme entspannt das Gewebe.**

Gönnen Sie sich daher ruhig unmittelbar vor der Behandlung eine Wärmetherapie. Ideal hierfür ist ein Besuch in der Sauna. Achten Sie jedoch darauf, dass Sie es nicht übertreiben. Mehr als ein bis zwei Saunasitzungen sollten Sie Ihrem Körper vor der Knetkur nicht zumuten. Die Hitze bedeutet nämlich eine hohe Belastung für das Kreislaufsystem – und das wird bei der Massage ohnehin noch in Anspruch genommen. Wer nicht die Möglichkeit hat, eine Sauna zu nutzen, kann sich auf andere Weise einheizen: Wohltemperierte Bäder oder ein kurzes Ruhen auf einer Wärmedecke sind entsprechende Alternativen. Wer darauf abzielt, eine ganz bestimmte, verspannte Stelle des Körpers via Wärme zu lösen, kann auch Infrarotlampen zu Hilfe nehmen. Sie erzeugen eine wohltuende Wärme, die man gezielt auf ein Körperareal richten kann.

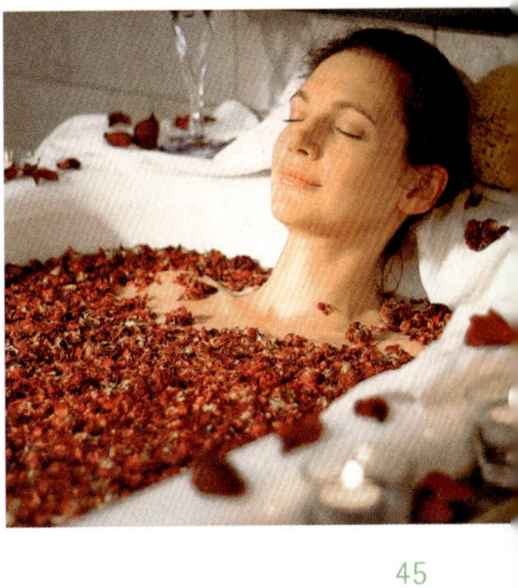

**Strecken gegen Steifheit**

Neben der Behandlung mit Wärme kann man die Muskeln auch auf eine andere Art weich und warm machen. Und zwar durch Dehnung. Stretching ist dabei nicht nur unmittelbar vor der Massage eine Möglichkeit, die Muskeln zu lockern, sondern kann (und sollte sogar) auch im Alltag als Verspannungsprävention und -regeneration eingesetzt werden. Beim Dehnen kommt es nämlich ebenfalls zu einer vermehrten Durchblutung. Zudem werden die Muskelfasern durch den externen Druck sanft in die Länge gezogen und so von Spannungen befreit.

**Dehnung fördert die Durchblutung des Muskels.**

Stretching ist sinnvoll – so weit sind sich also alle einig. Welche Art des Stretching richtig ist, hängt dagegen davon ab, welches Ziel man verfolgt. Beim statischen Dehnen – also wenn man eine gewisse Muskelstreckung über einen längeren Zeitraum hält – wird der Ruhetonus des Muskels herabgesetzt und der Muskel entspannt sich. Statisches Dehnen eignet sich daher zur Lockerung nach dem Training und vor einer Massage. Je länger man dabei die statische Streckung hält (bis zu zwei Minuten), desto lockerer wird der Muskel. Dynamisches Dehnen dagegen setzt den Muskeltonus herauf. Der Muskel wird schneller angesprochen und reaktionsfreudiger. Wer Schnellkraftsport wie Fußball oder Tennis betreibt, dehnt daher am besten vor dem Sport zur Steigerung der Anspannung.

## Hilfsmittel

Prinzipiell braucht man für eine gute Massage nicht viel mehr als seine Hände. Es gibt jedoch ein paar Hilfsmittel, die das Massageerlebnis noch mehr steigern können! Dies sind die wichtigsten:

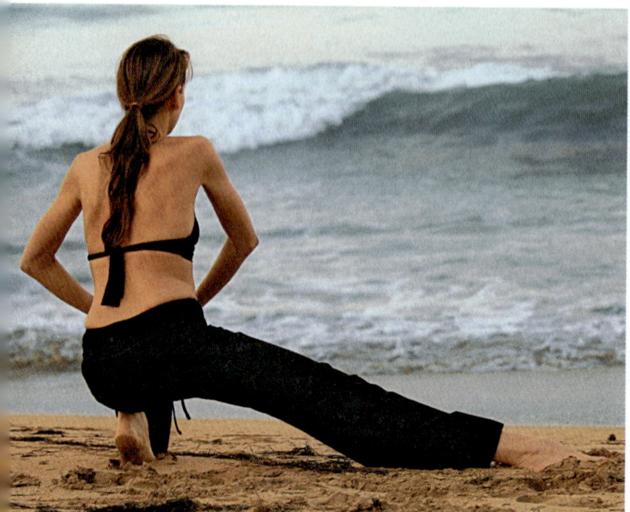

**Öle und Lotionen: die perfekte Schmiere**

Eine professionelle Massage wird eigentlich ohne Gleitmittel (also Öle) durchgeführt. Gleitmittel erschweren nämlich dem Therapeuten das diagnostische Tasten. Grund: Die Haut lässt sich durch die Gleitmittel schwieriger gegen das Unterhautbindegewebe verschieben, und auch die exakte Durchführung der Grifftechnik scheitert am „Rutscheffekt“. Dies hat allerdings seine Ausnahme bei stark behaarter und sehr trockener Haut. Ebenfalls davon ausgenommen sind Laienmassagen. Hierbei geht es ohnehin mehr um die Entspannung als die therapeutische Behandlung. Für Nicht-Profis erleichtern Gleitmittel die Bewegungen auf der Haut und machen die Bewegungen sanft und fließend – und damit eigentlich erst angenehm. Zudem dienen sie der Hautpflege.

TIPP

### Weniger ist mehr

*Was die Dosierung des Öls angeht, machen viele den Fehler, zu große Mengen Öl bei der Massage zu verwenden. Das ist nicht nötig – zur Pflege der Haut genügt ein dünner Fettfilm. Außerdem gleitet man schneller ab und kann nicht die Tiefen des Gewebes ertasten. Als grobe Orientierung dient die Füllmenge eines Eierbechers: Ein bis zwei Becher reichen für eine Ganzkörpermassage.*

### Massage-Igel: ein angenehmes Pieksen

Als Massage-Igel bezeichnet man kleine, genoppte Gummibälle, die aufgrund ihrer Noppen einem Igel ähneln. Sie lassen sich prima in eine (Eigen- oder Fremd-)Massage integrieren. Die Einsatzmöglichkeiten des Igels sind dabei vielfältig: Man kann ihn sanft über die Haut rollen lassen. Dann fühlen sich die stacheligen Noppen kitzelig an; das Kribbeln ist angenehm und durchblutet das Gewebe. Man kann den kleinen Ball aber auch unter die Füße klemmen und vorsichtig auf ihm herumtreten. Der kribbelnde Druck ist besonders für High-Heel-geschundene Füße eine Wohltat. Ferner kann man den Ball nutzen, um mit ihm Druck und Massagebewegungen auszuüben – quasi als Alternative zu den Fingern. Aber damit nicht genug: Wer mag, denkt sich noch mehr Einsatzmöglichkeiten aus. Der Fantasie sind keine Grenzen gesetzt.

**Massage-Igel lassen sich vielseitig verwenden.**

Nur eines gilt es zu beachten: Beim Kauf eines Massage-Igels sollte man Wert auf gute Qualität legen. Hochwertige Bälle haben keine scharfen Nähte, mit denen man versehentlich die Haut verletzt. Sie sind aus einem Gummi hergestellt, das zwar fest genug ist, um eine Massage kraftvoll auszuführen, aber dabei nicht so hart und unnachgiebig, dass es sich unangenehm anfühlt.

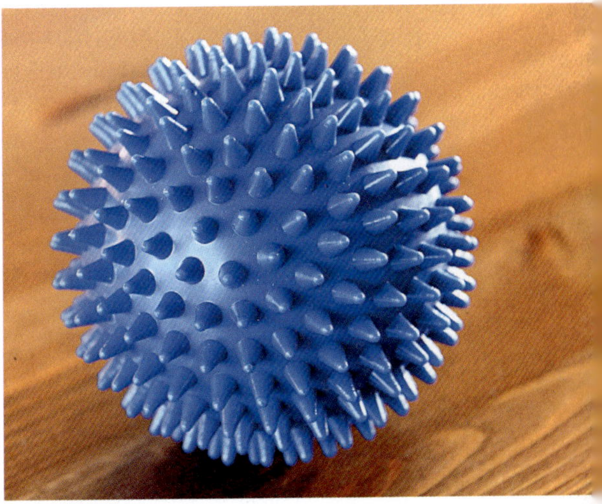

# Exotische Klassiker: die vielfältigsten Fingerfertigkeiten

Nicht jede Form der Berührung berührt jeden Menschen gleich! Massagen sind Typsache. Die Auswahl der Fingerfertigkeiten ist groß. Hier kommen ein paar exotische Klassiker – Ausprobieren lohnt sich bei allen.

**Der Ursprung dieser Massage liegt in der Tempelzeremonie.**

**Lomi Lomi:** Diese hawaiianische Massage kommt aus der Tempelzeremonie und fühlt sich an wie ein Tanz auf der Haut. Im Massageraum herrscht Südsee-Feeling: Es duftet lecker nach Kokosöl, und zu passender Hula-Musik schwingen zwei, vier oder sogar sechs Therapeutenhände mit kraftvoll fließenden Wellenbewegungen über den Körper. Die Bewegungen sind intuitiv und sehr weich; auch das sanfte Schaukeln an Schultern und Hüften gehört dazu und entsorgt negative Energien und Ängste. Der Körper fühlt sich vollständig akzeptiert und geborgen.

**Klangschalenmassage:** Bei einer Massage soll der Massierte sich gut fühlen und – im wahrsten Sinne des Wortes – in Ein-Klang kommen. Letzteres hat sich v.a. die sogenannte Klangschalenmassage zum Ziel gesetzt. Hier werden kupferne Schalen mit einem Durchmesser von bis zu 45 Zentimetern auf den Körper des zu Massierenden gelegt und sanft angestoßen. Der Körper reagiert auf die ertönenden Klänge wie ein Resonanzkörper: Er fängt ihre Vibration ein und leitet sie ins Innere. Da der Körper hauptsächlich aus Wasser besteht, welches leicht in Schwingungen versetzt werden kann, werden die Vibrationen bis in jede Zelle geleitet. Entspanntheit und Lockerung erfährt man hier also sprichwörtlich bis ins tiefste Detail.

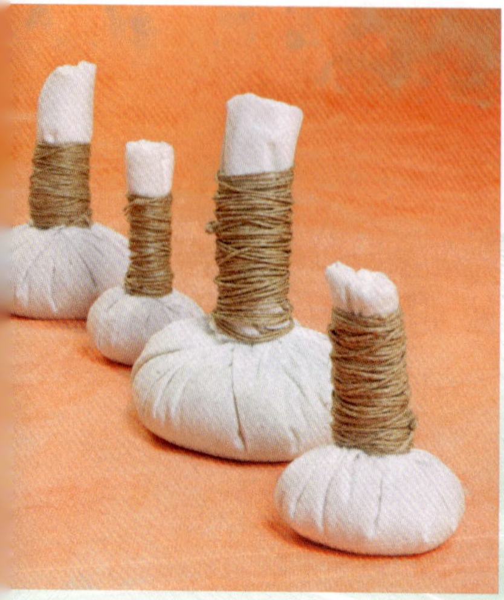

**Kräuterstempelmassage:** Eine spezielle Massage macht sich die heilende Kraft der Kräuter zunutze. Diese wirken nämlich nicht nur innerlich (z.B. als Tee), sondern auch von außen – als Kräuterstempelmassage. Hierbei werden verschiedene Kräuter in Seidentücher gewickelt, welche wiederum mit warmem Öl getränkt auf die verspannten Körperstellen gepresst werden. Dabei entstehen Streich-, Klopf- oder sogar Knetbewegungen, deren Druck in Zusammenarbeit mit den heilsamen Aromen der Kräuter in den Körper eindringen und ihn entspannen und entgiften sollen. Für regenerierende Stempelbehandlungen kommen v.a. Essenzen von Melisse, Brennnessel, Liebstöckel und Brombeere zum Einsatz. Sie regen den Stoffwechsel und den Entschlackungsprozess an.

**Wärmestempel: drückende Wärme, wie angenehm!**

Wie wohltuend Wärme ist, wurde eingangs schon geschildert. Aber Sie können die Wärme auch während der Massage einsetzen. Es gibt kleine Stempelkissen, die mit Reis oder Kirschkernen gefüllt sind, erhitzt und dann zur Massage genutzt werden. Der Druck dieser Kissen fühlt sich wie ein sanfter Händedruck an, ist aber wärmer und intensiver. Das Einsatzgebiet solcher Wärmestempel ist verschieden. Zum einen kann man mit ihnen gezielt Verspannungen lösen, da die Kombination aus Temperatur und Druck hierfür ideal ist. Zum anderen kann man die warmen Kissen aber auch lediglich als zusätzlichen Wohlfühlfaktor einsetzen.

**TIPP**

### Wärmestempel selbst gemacht

*Wärmestempel sind eine für die Massage tolle Erfindung, die man leicht selbst basteln kann. Sie brauchen nur ein kleines, ca. zehn mal zehn Zentimeter großes Baumwolltuch, ein paar Kirschkerne und einen robusten Faden. Setzen Sie einen guten Esslöffel Kirschkerne in die Mitte des Tuches und binden Sie es nun zu einem Säckchen zusammen – fertig ist der Wärmestempel. Diesen gibt man kurz vor der Anwendung in die Mikrowelle, und schon kann der Massagespaß losgehen.*

## Nach der Massage ist vor der Massage: die richtige Nachbereitung

Auch die schönste Massage geht einmal zu Ende. Damit man ihre Wirkung aber auch nach der Knetkur noch nutzen und genießen kann, gelten ein paar Regeln der Nachbereitung:

### Flüssiger Fresh-up

Nach einer Massage fühlt man sich einfach nur schwerelos und rundum wohlig. Ein schöner Zustand. Leider fordert es der Alltag, dass wir uns wieder aus dieser Massagetrance lösen und ins Leben zurückkehren. Für alle, die es schwierig finden, wieder ins Hier und Jetzt zu finden, hilft eine kurze, knackige Abreibung mit Franzbranntwein. Denn diese Mischung aus Alkohol, Menthol, Latschenkiefer- und Fichtennadelöl hat eine besonders anregende Wirkung auf die Muskulatur. Durch den Alkohol fühlt sich die Haut überdies frisch und kühl an. Ferner wirkt Franzbranntwein entfettend. Dies ist für diejenigen von Vorteil, die den öligen Film auf der Haut nicht mögen.

**Eine Abreibung bringt die Lebensgeister wieder in Schwung.**

Wichtig: Achten Sie bei der Einreibung darauf, dass Sie nicht zu viel des Flüssig-Fresh-ups verwenden. Einige Tropfen zeigen meist schon große Wirkung. Ferner sollten Sie unbedingt den Kontakt mit Schleimhäuten und Augen vermeiden – das brennt unangenehm. Reiben Sie lieber nur die großen Körperareale wie Rücken und Beine mit der duftenden Tinktur ein. Das genügt zum Wachwerden. Ganz gewiss.

## In der Nachruhe liegt die Kraft

**Nehmen Sie sich Zeit.**

Entspannung bedeutet Zeit haben. Das sollte nicht nur vor, sondern auch nach der Massagebehandlung gelten. Gönnen Sie sich noch ein paar Minuten Ruhe, ehe Sie wieder voll durchstarten. Auch in einem professionellen Massagesalon ist es üblich, dass man den Kunden für fünf bis zehn Minuten nachruhen lässt. Diese kurze Entspannungsphase dient dazu, sich zu sammeln und den Kreislauf langsam wieder in Aktion zu setzen. Nutzen Sie diese Zeit bewusst, um sich zu spüren.

**TIPP**

### Hauchen Sie sich Leben ein

*Nutzen Sie zum besseren Fühlen und zur Aktivierung der Lebensgeister die Atmung. Versuchen Sie, konzentriert die Luftströme in bestimmte Bereiche des Körpers zu lenken. Beginnen Sie mit dem Bauch – das fällt den meisten am leichtesten. Anschließend lenken Sie die Luft in die einzelnen Wirbel oder in Ihre Arme und Beine. Durchstreifen Sie so den ganzen Körper und hauchen Sie ihm nach und nach neue Energie ein. Es ist erwiesen, dass man die Körperfunktionen durch die Atmung steuern oder jedenfalls beeinflussen kann. Insbesondere asiatische Kampfkünstler setzen die Methoden bereits seit Jahrhunderten in ihrem Training ein.*

## Schluck für Schluck fit!

Auch das Thema „ausreichendes Trinken“ spielt schon bei den Vorbereitungen auf eine Massage eine wichtige Rolle. Nicht geringer ist seine Wichtigkeit aber nach der Behandlung. Unmittelbar nach der Massage wirken ein paar (nicht zu kalte) Schlucke Wasser erfrischend und helfen, wach zu werden.

**Flüssigkeitszufuhr ist wichtig für den Stoffwechsel.**

Auch warme, ungesüßte Tees sind ideal – je mehr, desto besser. Der Körper benötigt die Flüssigkeit nämlich nicht nur zum Wachwerden, sondern auch um die durch die Knetkur aktivierten Stoffwechselprozesse optimal ausführen zu können. Je mehr Flüssigkeit im Körper ist, desto schneller kann der Flüssigkeitsaustausch im Gewebe stattfinden und desto leichter können Schlackstoffe abtransportiert werden.

# Finger- und Grifftechniken

Wenn alles so weit vorbereitet ist, kann es mit der Massage losgehen. Welche Handgriffe dabei nötig sind, damit sich Körper und Seele gleichermaßen entspannen, lesen Sie hier:

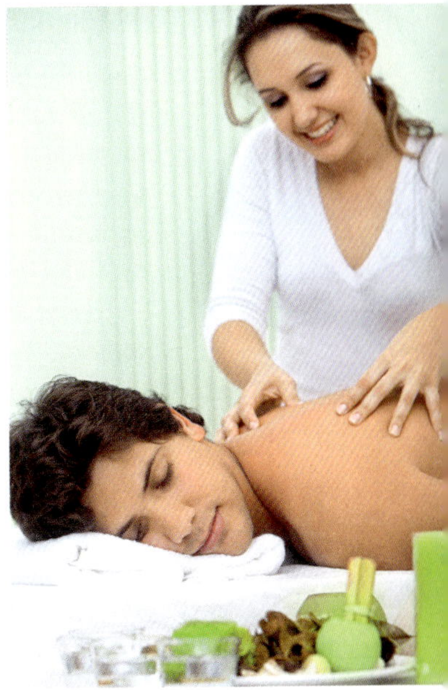

## Tasten: mit den Händen lesen lernen

Jeder Körper ist anders. Professionelle Masseure wissen das und können sich darauf einstellen. Für einen Massage-Laien ist das jedoch Neuland. Nehmen Sie sich daher zunächst Zeit, das richtige Tasten zu erlernen. Fühlen Sie bewusst über Ihren Körper und ertasten Sie im Unterschied dazu den Körper Ihres Partners. Versuchen Sie zu unterscheiden, was Muskelmasse, was Knochen und was Bänder sind. Und: Versuchen Sie danach auch herauszufinden, wie es um die Struktur des Muskels bestellt ist. Fühlt er sich weich oder hart an? Gibt es vielleicht Stellen, die härter sind als andere? Tasten Sie auch die Stellen Ihres Körpers bewusst ab, die Schmerzen verursachen – vielleicht können Sie hier Substanzveränderungen, also Verspannungen, erfühlen. Fühlen Sie den Unterschied zwischen einem entspannten und einem angespannten Muskel. Es lohnt sich in jedem Fall, den eigenen Körper kennenzulernen. Wenn Sie wissen, wie sich welche Stelle Ihres Körpers anfühlt, merken Sie auch schneller, ob sich hier etwas verändert hat. Sobald Sie sich ausreichend erkundet haben, dürfen Sie bei Ihrem Partner Hand anlegen. Sie werden sehen, welche Unterschiede es hier gibt.

TIPP

### Blick ins Anatomiebuch

*Wenn Sie beginnen, Ihren Körper nach Muskeln zu erkunden, ist es durchaus sinnvoll, parallel einen Blick in ein Anatomiebuch zu werfen. Hier können Sie genau sehen, wie und wo Muskelstränge verlaufen. Das erleichtert manchmal das Tasten und bringt mehr Verständnis für den Körper.*

## Die wichtigsten Massagegriffe

Wenn Sie Ihren und den Körper Ihres Partners ausreichend ertastet haben, können Sie beginnen, die vier wichtigsten Grifftechniken einer Massage zu erlernen. Diese Griffe kommen in jeder Massage vor. Variationen gibt es nur hinsichtlich ihrer Intensität, Wiederholung und Dosierung. Eine feste

Griffreihenfolge gibt es nicht. Die einzige Regel, die es zu beachten gilt, heißt: Zu Beginn und am Ende einer Massage erfolgt jeweils eine Ausstreichung – ansonsten dürfen Sie frei variieren.

**TIPP**

### Massageplan

*Wenn Sie die verschiedenen Griffe bereits geübt haben, greifen Sie zu Stift und Zettel und arbeiten Sie eine Reihenfolge der Griffe aus, von der Sie meinen, dass sie angenehm sein könnte. Wenn Sie dann zur Praxis schreiten und Ihren Partner massieren, können Sie sich diesen Ablaufplan als mentale Stütze zur Seite legen. Sie werden nämlich rasch merken, dass man mit den Griffen (obwohl es „nur" vier sind) schnell durcheinanderkommt. Wenn Sie eine Liste haben, können Sie keinen Griff und keine Körperstelle vergessen.*

**Streichungen (Effleurage)**

Streichungen sind quasi die Basis der Massage. Zu Beginn und am Ende einer Behandlung geben sie dem Geschehen einen Rahmen. Zunächst dienen Sie dazu, Kontakt mit dem Massierten aufzunehmen. Mit langen, fließenden Bewegungen wird dessen Körper erkundet und gleichzeitig die Creme bzw. das Öl verteilt. Bei diesem ersten Streichen erfühlt der Masseur vielleicht sogar schon erste Problemstellen, die er später genauer bearbeiten kann.

Doch nicht nur zu Beginn und am Ende der Behandlung machen Streichungen Sinn. Auch bei jedem Wechsel zu einem neu massierten Körperglied und immer wieder zwischendurch als fließender Übergang zwischen den einzelnen Griffen sind sie angebracht.

Zu unterscheiden sind dabei zwei Arten von Streichungen, die sich nach der Intensität ihres Drucks voneinander trennen. Es gibt leichte, oberflächliche Streichungen und kräftige, tiefer gehende Streichungen. In ihrer Wirkung unterschieden sie sich wie folgt: Bei leichtem Druck wird überwiegend das Lymphsystem beeinflusst. Es wird aktiver, sodass der Flüssigkeitsaustausch im Gewebe angeregt wird. Ferner reagiert das Nervensystem sehr deutlich auf sanfte Griffe. Es kann zu einem angenehmen Kribbeln auf der Haut oder gar einer Absenkung der Atemfrequenz führen. Des Weiteren haben leichte Streichungen eine schmerzlindernde Wirkung. Die feinen Berührungen stimulieren nämlich die Nervenbahnen und vermitteln dem Gehirn ein wohliges, angenehmes Gefühl.

**Die Nerven reagieren auf sanfte Griffe.**

Stärkere Streichungen rufen dagegen ganz andere Wirkungen hervor. Mit ihnen wird nicht nur auf die Haut, sondern auf das darunterliegende Muskelgewebe eingewirkt. Hier wird die Durchblutung beschleunigt und der Abtransport von Schlacken aus den Muskelfasern angeregt. Dadurch, dass kräftige Streichungen eine Wärme im Gewebe erzeugen, beginnen die Muskelfasern sich leicht auszudehnen – ein Zustand der Entspannung tritt ein. Ebenso wird die Reaktionsbereitschaft der Muskulatur positiv gefördert. Auf diese Weise werden die Fasern empfänglich für die folgenden Massagegriffe.

Und so führt man Streichungen aus: Legen Sie die Handfläche flach auf die zu massierende Körperregion und gleiten Sie (herzwärts) über die Muskelpartien. Die Streichungen können als lange Striche oder auch als Kreise – schiebend oder ziehend – ausgeführt werden. Um den Druck zu intensivieren, lehnen Sie den Oberkörper in die Bewegung hinein und geben Sie mehr Druck auf den Handballen. Bei allen Griffen gilt: Bauen Sie Druck nicht durch eine Kraftausübung mit den Händen auf, sondern setzen Sie Ihr Körpergewicht dazu ein.

**Mithilfe des Oberkörpers lässt sich der Druck erhöhen.**

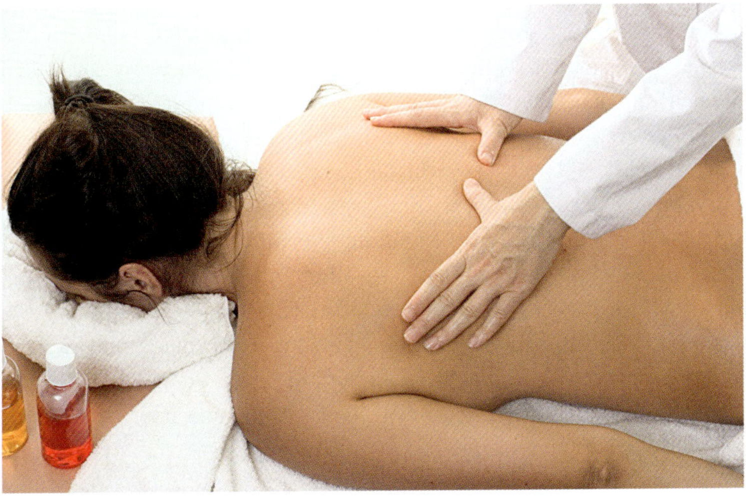

**Knetungen (Pétrissage)**

Wie der Name bereits sagt, ist die Knetung ein intensiverer Griff als die Streichung. Besonders für Anfänger bedarf es hierbei jedoch etwas Übung, damit man die Knetung zwar intensiv und wirkungsvoll durchführt, es sich für den Massierten aber nicht unangenehm anfühlt. Häufigster Fehler: Man neigt dazu, nicht sanft zu kneten, sondern unangenehm zu kneifen. Bitte nicht grob oder gewaltsam arbeiten. Nur dann wird die Knetung angenehm. Sinn der Übung ist es, Verspannungen zu erfühlen und sprichwörtlich wegzukneten. Das Muskelgewebe wird insgesamt weich und warm. Der Abtransport der Schlackstoffe läuft auf Hochtouren, und auch

**Massage muss sich angenehm anfühlen.**

die Nervenzellen freuen sich über kraftvolle Griffe. Das dumpfe Kribbeln ist teilweise bis ins Körperinnere zu spüren.

**Kneten Sie die Muskeln kräftig durch.**

Und so führt man eine Knetung aus: Ertasten Sie einen Muskelstrang und umfassen Sie ihn dann mit beiden Händen gleichzeitig. Wenn Sie ihn gepackt haben, können Sie ihn leicht und vorsichtig abheben und nun beginnen zu bearbeiten. Pressen, drücken und rollen Sie das Gewebe. Wer jetzt an Kuchenteigkneten denkt, liegt genau richtig. Achten Sie dabei immer darauf, dass Sie den Griff quer zur Faserrichtung der Muskulatur ausführen. Tipp: Um zu wissen, in welche Richtung die Muskeln verlaufen, kann wieder der Blick ins Anatomiebuch von Vorteil sein.

### Reibungen (Friktion)

Der nächste Griff ähnelt der anfänglichen Streichung – mit dem Unterschied, dass er mit deutlich stärkerem Druck ausgeführt wird. Wie der Name schon sagt, geht es bei der Reibung um ein dicht am Körper verlaufendes Abtasten und Streichen der Haut. Es dient v. a. dazu, Wärme (also eine verstärkte Durchblutung) zu erzeugen und unerwünschte, schmerzhafte Verwachsungen zwischen der Haut und dem Muskelgewebe sowie den Sehnen und sonstigen angrenzenden Geweben zu entdecken und durch eine intensive Bearbeitung zu lösen.

**Fließende Bewegungen sind für den Massierten angenehmer.**

Und so geht es: Legen Sie nicht die ganze Hand auf, sondern lediglich Daumen- und Fingerkuppen. Diese werden ins Gewebe gepresst, wobei die Haut leicht gegen die Unterhaut bewegt wird. Die Hände können sich dabei geradlinig, kreisförmig oder spiralförmig bewegen. Wichtig ist nur, dass die Bewegungen in ihrer groben Richtung herzwärts fließend sind. Ein häufiger Fehler ist, dass die Bewegungen zu ruckartig ausgeführt werden. In der gesamten Massage geht es aber um fließende Bewegungen. Nur so ist es für den Massierten angenehm, und nur so kann man sichergehen, sämtliche Details zu ertasten.

### Schwingungen (Vibration)

Die Schwingungen sind die einzigen Griffe, die etwas ruckartiger – aber deshalb nicht weniger fließend – ausgeführt werden. Es geht um ein rhythmisches Wackeln und Schütteln der Haut. Die dadurch entstehenden Schwingungen sollen sich ins tiefer liegende Gewebe übertragen und hier für eine Entspannung der zuvor gelockerten Muskelfasern sorgen. Dabei wird auch das feine Nervensystem der Haut angesprochen, das die Schwingungen erfasst und als Kribbeln wahrnimmt.

Und so geht es: Setzen Sie alle Fingerspitzen auf eine bereits geknetete Körperstelle und rütteln Sie leicht und rhythmisch vor und zurück. Um die wellenförmige Schwingung nicht nur nach vorn und hinten zu leiten, sondern auch an die Seiten zu transportieren, können Sie beim Rütteln die Hände leicht nach außen drücken. Achten Sie darauf, dass Sie die Fingerspitzen nur zart auf die Haut setzen, damit sich die Schwingungen gut ausbreiten können.

## Klassische Ganzkörpermassage: Schritt für Schritt

So viel zur Theorie! Nun geht es endlich in die Praxis. Der nachfolgende Teil erklärt in detaillierten Schritten, wie man eine klassische Ganzkörpermassage ausführt. Es werden dabei sowohl diverse Griffe für eine Partnermassage als auch Massagepraktiken für eine Selbstmassage erklärt. Dieses Kapitel soll als kleine Anregung und als Wegweiser dienen. Es ist keinesfalls abschließend – wem bei der Massage die Idee zu einem neuen Griff kommt, der darf und sollte ihn unbedingt ausprobieren. Auch was Aufbau und Reihenfolge der Massage angeht, ist sie nicht festgelegt. Üblicherweise beginnt man zwar in Bauchlage und massiert zunächst den Rücken und Nacken, dann die Beine und Füße, um dann in Rückenlage zu wechseln und so Arme und Kopf zu kneten. Dieser Ablauf hat sich als praktisch – v. a. im Hinblick auf die Liegeposition des Massierten – erwiesen, deshalb muss er aber nicht starr eingehalten werden. Probieren Sie ruhig verschiedene Abläufe und auch Griffe aus. Nur so werden Sie feststellen, wie Ihnen die Massage am leichtesten von der Hand geht.

**Ihrer Fantasie sind keine Grenzen gesetzt.**

Vorab gibt es noch ein paar hilfreiche Anhaltspunkte, die Ihrer Massage einen organisierten Rahmen geben können:

- Treffen Sie alle Vorbereitungen (s. S. 37) in Ruhe und mit Sorgfalt.
- Der Masseur bereitet nicht nur eine wohlige Atmosphäre, sondern auch sich selbst auf die kommende Behandlung vor. Konkret heißt das: Er erwärmt seine Hände und schlüpft in bequeme Kleidung, die locker sitzt und zulässt, dass er sich leicht und frei bewegen kann. Ferner sollte er darauf achten, dass die Hände sauber und die Fingernägel kurz und nicht scharfkantig sind.

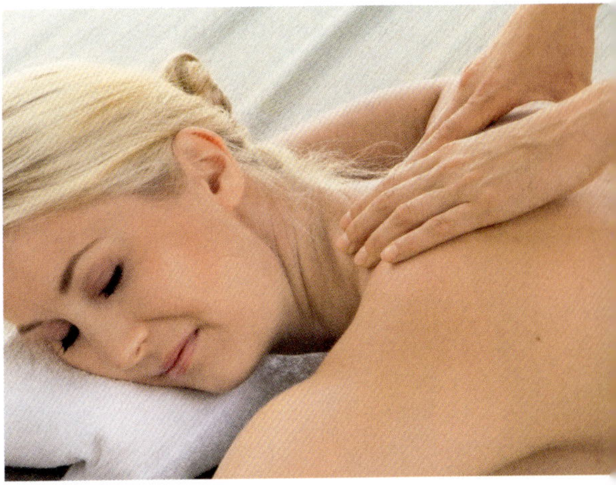

**Der Massierte darf nicht auskühlen.**

- Teilen Sie sich die Zeit ein: Nehmen Sie sich beispielsweise 60 Minuten reine Massagezeit vor und gliedern Sie diese dann nach Körperregionen. Beachten Sie dabei, dass Sie für größere und verspanntere Körperregionen (z.B. den Rücken und den Nacken) mehr Zeit brauchen werden als beispielsweise für die Hände. Zur Kontrolle haben Sie am besten immer eine Uhr in Sichtweite.
- Jeder Griff wird ca. vier- bis sechsmal wiederholt. Dann erfolgt eine kurze Pause, die man am besten mit einer Streichung füllt. Nun können ein bis zwei erneute Wiederholungen der vorangegangenen Grifftechnik folgen.
- Damit der Massierte nicht auskühlt, sollte dieser stets mit einem Laken oder einer Decke umhüllt sein. Nur die Körperregion, die gerade behandelt wird, sollte frei sein.
- Wenn der Massierte lange Haare hat, achten Sie darauf, dass die Haare nach oben gebunden sind. Härchen, die sich zwischen die Hände mogeln, können unangenehme Reibungen entstehen lassen.
- Während der Behandlung empfiehlt es sich, in ständiger Berührung mit dem Massierten zu bleiben. Lassen Sie auch dann eine Hand am Körper des Massierten, wenn Sie Ihre Position wechseln. So weiß der Behandelte stets, wo Sie sich aufhalten, und kann die Augen entspannt geschlossen halten.
- Auch der Blickkontakt zum Massierten (selbst wenn dieser die Augen geschlossen hat) ist sinnvoll. Sie können an kleinen mimischen Äußerungen nämlich eine Rückmeldung zu Ihrer Knetung erhalten und sich so noch besser auf den anderen einstellen.
- Und das Wichtigste: Haben Sie Spaß an dem, was Sie tun. Dann kann es eigentlich nur angenehm und erholsam werden. Los geht's!

## Die Rückenmassage

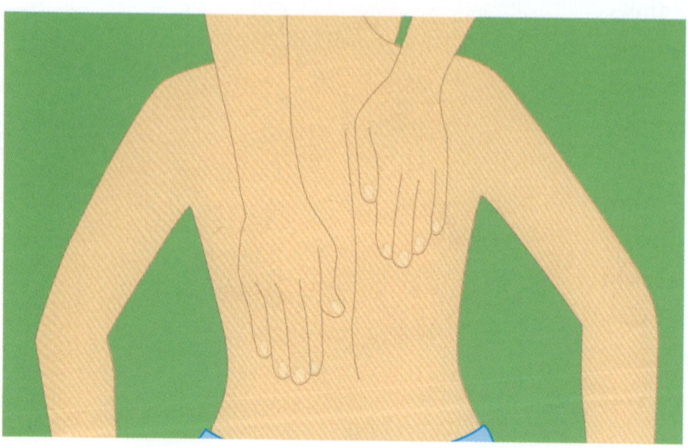

Der Rücken ist der Bereich, in dem die meisten Verspannungen auftreten und über dessen Massage sich der Massierte daher oft am meisten freut. Planen Sie für die Rückenmassage daher genügend Zeit ein. Von einer Gesamteinheit von 60 Minuten können ruhig 20 bis 25 Minuten in die Bearbeitung der Rückseite investiert werden.

# Massagen für Minis

Für Neugeborene ist die Welt im ersten Moment hart und kalt. Sie kannten bisher nur die warme Geborgenheit des Mutterleibes. Der enge Körperkontakt zur Mutter ist eine lebenswichtige Orientierungshilfe, die den Kleinen Vertrauen und Zuneigung schenkt. Die Babymassage ist genau solch eine Form der körperlichen Kommunikation und daher kein kurzlebiger Wellnesstrend, sondern eine uralte (ursprünglich indische) Tradition.

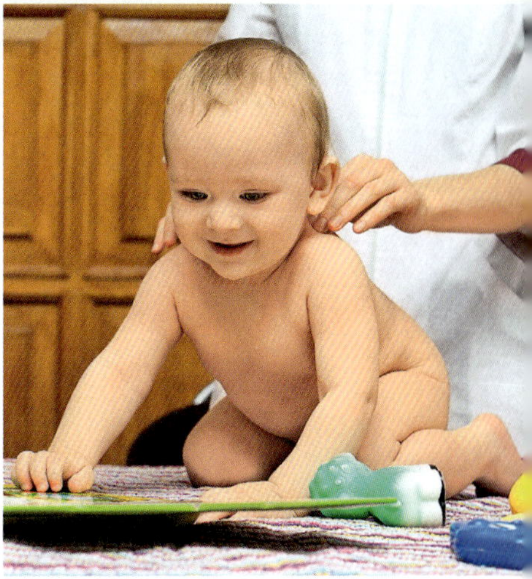

Die positive Wirkung von Babymassagen ist inzwischen sogar von der Wissenschaft unbestritten. Regelmäßiges Streicheln führt hiernach zu einer gesunden psychischen Entwicklung. Massierte Babys sind selbstbewusster und haben weniger Scheu vor der Umwelt. Auch körperliche Reaktionen sind bekannt: Bauchmassagen stärken den Verdauungstrakt und beugen Blähungen und Koliken vor. Zudem reift das Nervensystem, der Muskeltonus entspannt sich und das Immunsystem wird gestärkt.

Bereits ab dem ersten Tag profitieren die Kleinen von den Streicheleinheiten. Allerdings sollte man in den ersten Wochen noch nicht länger als fünf Minuten massieren. Generell sind 15 Minuten ohnehin ein ausreichendes Pensum für eine Babymassage. Zwischen der vierten Woche und einem halben Jahr sind die Kinder in einem idealen Alter für die Streichungen. Später werden sie agiler und liegen nur ungern ruhig.

Genau wie bei einer Erwachsenenmassage können Sie bei Ihrem Kind Öl verwenden. Anders als bei den Großen ist jedoch die Ausführung der Griffe. Bei Babys geht es eher um ein sanftes Streichen des Rückens, der Schultern und des Bauches als um ein starkes Kneten. Die Gliedmaßen können ebenfalls gestreichelt werden. Wenn sich das Kind wohlfühlt, darf hier aber auch sanft geknetet werden.

Beobachten Sie die Reaktionen des Kindes – so stellen Sie schnell fest, was es gern hat. Oft empfinden die Kleinen Berührungen mit der flachen Hand als angenehmer als mit den Fingern. Unbedingt sollte man darauf achten, dass die Babys bei der Massage weder hungrig noch müde sind. Aber auch ein gerade gesättigtes Baby wird nicht gern massiert. Am besten erklärt Ihnen das aber Ihr Kind selbst. Sie werden schnell spüren, ob es entspannt gluckst oder lieber ohne Streichungen mit Ihnen kuscheln will.

**Achten Sie unbedingt auf die Reaktionen des Kindes.**

### Schritt 1: Zarte Streichungen

- Der Massierte liegt in Bauchlage und legt die Hände seitlich neben dem Körper ab.
- Um den Rücken und auch den Rest des Körpers auf die folgende Behandlung einzustimmen, wird der Rücken zunächst mit flächigen, zarten Streichbewegungen berührt.

**Berühren Sie nur die Körperstellen, die Sie gerade massieren.**

- Zu Beginn stehen (oder knien) Sie hierfür dicht am Kopf des Massierten. Um von dieser Stelle aus den gesamten Rücken zu erreichen, müssen Sie sich mit dem Oberkörper über Ihren Partner lehnen. Achten Sie hierbei darauf, dass Sie seinen Kopf nicht berühren.
- Nun streichen Sie zwei- bis viermal über die Länge des Rückens. Die Hände laufen dabei zunächst noch parallel und dicht neben der Wirbelsäule über die großen Muskelstränge.
- Beginnen Sie auf den Schultern und ziehen Sie die Bewegung bis weit nach unten zur Lendenwirbelsäule. Wer sehr vertraut miteinander umgeht, kann auch die Ansätze des Pos ausstreichen – auch hier sitzen Muskeln, die Entspannung suchen.
- Die ersten zwei Streichungseinheiten dienen der Einstimmung und der Verteilung des Öls. Ist dies geschehen, können die Streichungen intensiver werden und so bereits die Muskeln aktivieren. Nun darf nicht mehr nur mit beiden Händen parallel gestrichen werden; die Hände dürfen jetzt auch „gegeneinander" arbeiten. Eine Hand streicht aufwärts, die andere gleichzeitig abwärts. Neben der Muskelaktivierung hat dies den zusätzlichen Effekt, dass die Haut- und Bindegewebsschichten gegeneinandergeschoben und auf diese Weise besser durchblutet werden.

### Schritt 2: Seitliche Streichungen

- Auch der zweite Schritt der Rückenmassage wird in der Grifftechnik der Streichung vollzogen.
- Für diese und die folgenden Übungen ist es sinnvoll, sich über das Gesäß des Massierten zu knien – so kommen Sie überall gleichmäßig hin.

**Führen Sie kräftige Streichbewegungen aus.**

- Nach der anfänglichen Streichung in Auf- und Abwärtsbewegungen wird nun schräg gearbeitet. Konkret werden beide Hände flach und parallel in der Mitte des Rückens aufgesetzt und streichen von hier aus seitlich nach außen.
- Beginnen Sie im unteren Bereich der Wirbelsäule und versuchen Sie sich Wirbel für Wirbel nach oben vorzuarbeiten. Setzen Sie die Hände dabei zwar mittig auf dem Rücken an, achten Sie jedoch immer darauf, dass Sie sie neben (und nicht auf) dem Wirbel aufsetzen.

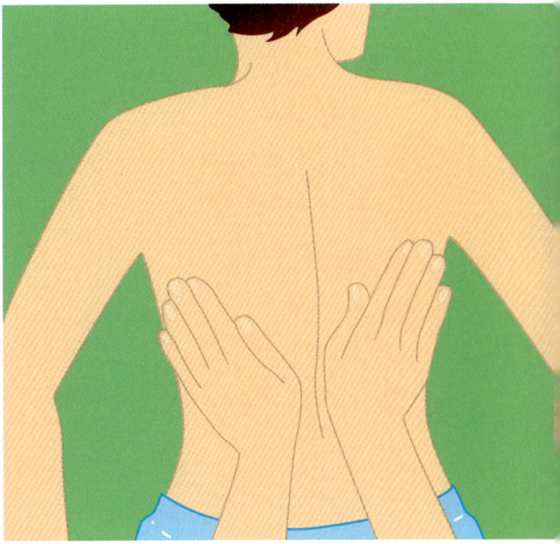

- Dieser Schritt dient nicht mehr nur der Erwärmung der Haut und des Muskels, sondern bereits der gezielten Bearbeitung des Muskelgewebes. Daher darf nun auch mehr Druck aufgebaut werden als im Schritt zuvor. Auf diese Weise werden gezielt Schlackstoffe aus dem Gewebe gestrichen.
- Gehen Sie dabei so vor, dass Sie den Rücken insgesamt ca. viermal von oben bis unten seitlich abgestrichen haben.
- Achten Sie bei diesen seitlichen Streichungen darauf, dass Sie nur so weit nach außen gehen, wie es für den Massierten noch angenehm ist. Viele Menschen sind nämlich an den Seiten, besonders im Bereich der oberen Rippen, kitzelig.

TIPP

## Druck aufbauen ohne Anstrengung

*Wenn Sie den Druck Ihrer Hände erhöhen möchten, müssen Sie Ihren gesamten Körper – und nicht nur die Hände – einsetzen. Wer den Druck erhöht, indem er die Hände kräftiger aufsetzt, wird merken, dass er schnell erschöpft ist und die Handgelenke zu schmerzen beginnen. Arbeiten Sie lieber mit einer Verlagerung des Körpergewichts. Dabei lehnt man sich über den nach vorne gebeugten Oberkörper in die gestreckten Arme auf den Körper des Massierten. Auch Profis machen das so.*

**Schritt 3: Muskellöser**

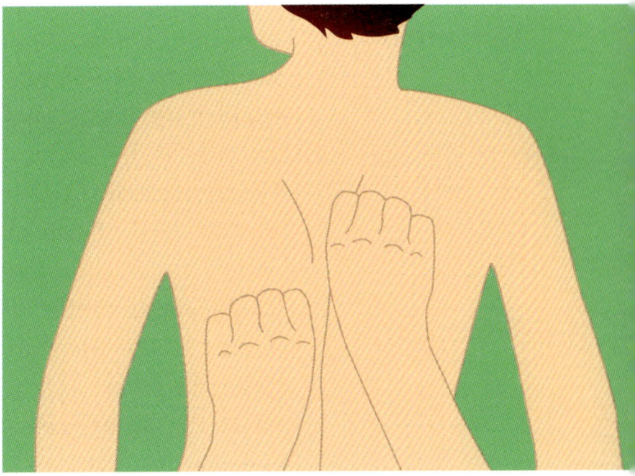

- Der nächste Schritt vollzieht sich wieder als eine Art Streichung – allerdings in einer abgewandelten Variation.
- Diesmal wird nicht mir der flachen Hand gearbeitet, sondern mit den Fingerknochen und -gelenken.
- Ballen Sie die Hände hierfür zu einer lockeren Faust und legen Sie die Fäuste so auf die großen Muskelstränge auf, dass die Handrücken nach oben zeigen.

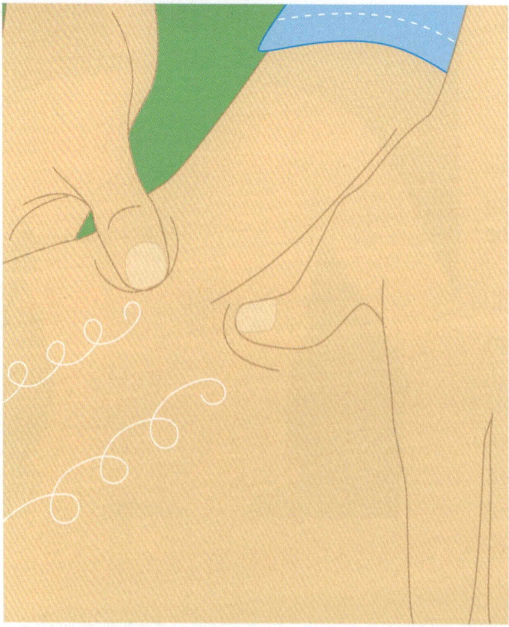

- Nun beginnen Sie zu streichen. Sie können dabei wie gewohnt in großen Bewegungen auf- und abwärts vorgehen. Oder: Setzen Sie beide Fäuste auf und arbeiten Sie mit den Händen in entgegengesetzte Richtungen.
- Wiederholen Sie dieses Vorgehen ca. achtmal. Dann machen Sie eine kurze Pause, die Sie mit flächigen, sanften Streichungen füllen, und legen Sie dann einen erneuten Satz der „Faust-Streichungen“ ein.
- Wichtig: Um nicht zu verkrampfen, sollte die Faust nicht allzu fest geballt werden. Auch hier kommt der Druck nämlich nicht aus der Hand, sondern aus den Armen und dem Oberkörper.

**Schritt 4: Kreisungen auf den Muskeln**

- Im nächsten Schritt wird nicht mehr mit der flachen Hand gearbeitet, sondern mit den aufgesetzten Daumen.
- Der Rücken des Massierten wird dabei mit beiden Händen so umfasst, dass die Finger die Seiten sanft umgreifen und die Daumen in der Mitte des Rückens fast senkrecht aufgesetzt werden. Bei diesem Griff kommt es auf die Arbeit des Daumens an – die restlichen Finger liegen nur sanft auf.

**Die Bewegungen sollten sanft ausgeführt werden.**

- Die Daumen werden dicht neben, der Wirbelsäule, gesetzt – niemals darauf! Das wäre für den Massierten sehr unangenehm. Beginnen Sie im unteren Teil des Rückens, am besten direkt am Steißbein.
- Nun werden die Daumen mit mittlerem Druck in kreisenden Bewegungen über die langen Muskelstränge, die parallel zur Wirbelsäule verlaufen, geführt. Die Kreise werden dabei von innen nach außen geführt.
- Arbeiten Sie sich in kleinen Kreisen bis zum Schulterbereich vor, streichen Sie dann wieder hinab zur Lendenwirbelsäule und beginnen Sie sich erneut hochzuarbeiten. Ungefähr sechs Wiederholungen machen Sinn.
- Häufig wird der Fehler gemacht, dass die Daumen zu stark ins Gewebe oder schlimmstenfalls sogar gegen die Wirbel gepresst werden. Sie dürfen die Wirbel zwar sanft ertasten; wirklich massiert werden dürfen jedoch nur die Muskeln. Auch ist kein sonderlich starker Druck nötig. Es genügt ein mittleres Niveau.

**Schritt 5: Bearbeitung der großen Rückenmuskeln**

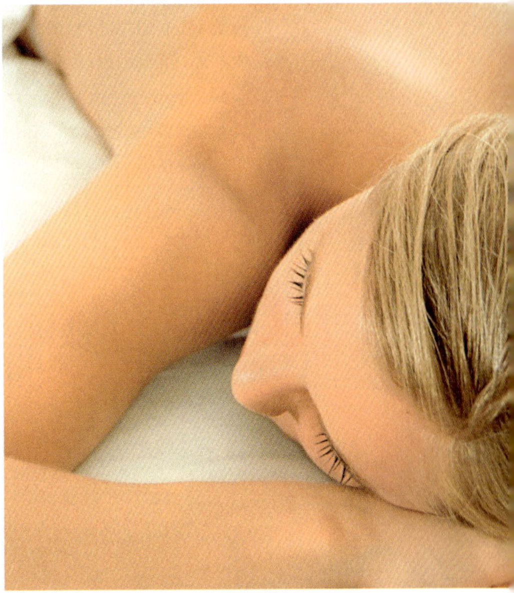

- Im nächsten Schritt positioniert sich der Masseur seitlich neben dem Massierten. Dieser kann die Arme bei dieser Anwendung übrigens seitlich neben dem Körper oder nach oben über den Kopf gestreckt ablegen – wie es ihm beliebt. Geben Sie ihm die Möglichkeit, verschiedene Positionen auszuprobieren.
- Jetzt geht es darum, Verhärtungen zu erfühlen und gezielt zu bearbeiten. Dafür greift man mit beiden Händen einen Muskelstrang und hebt ihn an. Greifen Sie so zu, dass Sie den Muskelstrang zwischen dem Daumen und den restlichen Fingern sicher halten, und denken Sie nun an Kuchenteig: Es darf gerollt, geknetet und massiert werden.
- Je flächiger Sie die Finger dabei auflegen, desto weniger kneifend wirkt der Griff. Achten Sie unbedingt auch darauf, dass Sie nicht Ihre Fingernägel ins Fleisch bohren.
- Bearbeiten Sie auf diese Weise immer einen kleinen Teil des Muskelstrangs. Fühlt sich dieser weich und warm an, beginnen Sie das danebenliegende Gewebe zu bearbeiten. Wie lange man an einer Stelle verharrt, kommt auf den Grad der Verspannung an. Zehn Sekunden sind ein guter Richtwert. Ist die eine Seite fertig geknetet, wechseln Sie auf die andere Seite und beginnen von vorn.

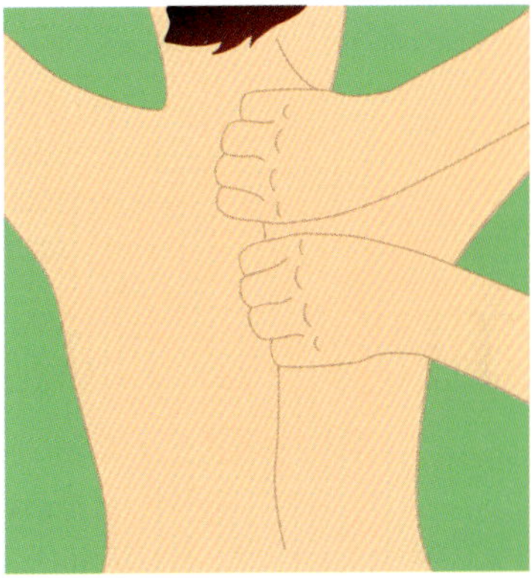

**TIPP**

## Weniger kann mehr sein

*Wie leicht und wie weit sich der Muskel umfassen und anheben lässt, ist von Mensch zu Mensch verschieden. Dies hängt von der Muskelstruktur, dem Fett- und dem Bindegewebe ab. Fühlt sich alles weich und locker an, kann man ruhig beherzt zugreifen. Liegen der Muskel und die Haut jedoch straff auf und lassen sich kaum fassen, gehen Sie keinesfalls mit Gewalt vor. Hier kann es genügen, nur mit den Fingerspitzen den Muskel zu ergründen und zu bearbeiten.*

**Schritt 6: Lockerung der Hüfte**

- Im nächsten Schritt wird nicht mehr der gesamte Rücken bearbeitet, sondern nur ein Ausschnitt hiervon, nämlich die Hüftregion. Dieses Areal erstreckt sich von den unteren Lendenwirbeln bis seitlich zu den Hüftknochen. Es ist ein Bereich, in dem viele Menschen Beschwerden haben.

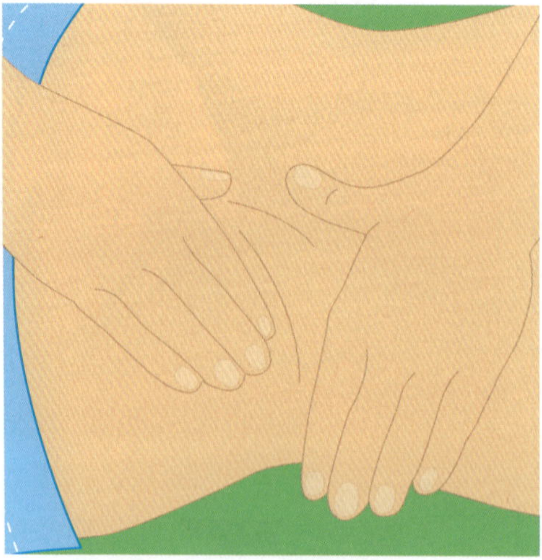

- Zunächst soll das Becken gelockert werden. Hierfür legen Sie eine Hand flach neben der Wirbelsäule auf den unteren Teil des Rückens (kurz über den Po). Die andere Hand greift vorsichtig um die entgegen liegende Hüfte. Sie können dabei ruhig den Hüftknochen erfassen. Versuchen Sie das Becken nun leicht anzuheben – wenige Millimeter genügen. Bänder und Muskeln werden so sanft gedehnt. Halten Sie diesen Zustand für ca. zehn Sekunden, legen Sie die Hüfte dann wieder vorsichtig ab und beginnen Sie nach fünf Sekunden Pause wieder von vorn. Pro Seite hebt man das Becken ca. dreimal an.
- Jetzt wird massiert: Führen Sie hierfür zunächst kreisende Bewegungen um die sogenannten Intelligenzlöcher, die beiden Einmuldungen neben der unteren Lendenwirbelsäule, aus.

**TIPP**

**Beide Hände voll zu tun**

*Wenn Sie einhändige Griffe ausführen, heißt das noch lange nicht, dass die andere Hand Pause hat! In jedem Fall sollte sie in Kontakt zum Massierten bleiben. Legen Sie sie einfach sanft auf eine Stelle, an der sie nicht stört. Wer kann, darf natürlich auch mit der „pausierenden" Hand Streichungen ausführen. Dies ist aber gerade für Anfänger schwierig, weil sie sich noch sehr auf die Griffe der arbeitenden Hand konzentrieren müssen.*

- Anschließend ertastet man den Muskelstrang neben der Wirbelsäule. Hat man ihn ausfindig gemacht, versucht man ihn vorsichtig zwischen dem gestreckten Daumen und Zeigefinger zu ergreifen und an ihm ein paar Zentimeter herzwärts entlangzustreichen. Wiederholen Sie das vier- bis sechsmal. Dies ist nützlich, um kleine Schlackstoffansammlungen, die sich häufig in diesem Bereich bilden, aufzulösen. Solche Verschlackungen können als kleine, kugelförmige Substanzverhärtungen fühlbar sein.

**Schritt 7: Schulterentspannung**

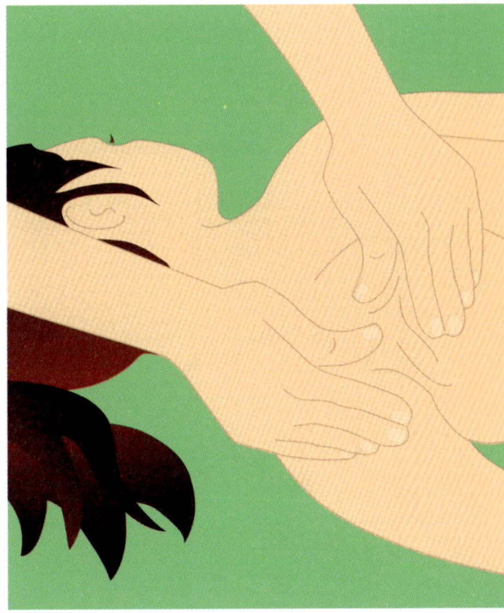

- Der Rückenbereich ist nun fertig und hoffentlich tief entspannt. Nun folgt der obere Teil des Rückens: der Schulterbereich. Auch dies ist eine häufige Stelle für Verspannungen und Verschlackungen.
- Anders als beim Rücken, verlaufen die Schultermuskeln nicht in geraden Strängen. Daher ist es auch etwas diffiziler, diese Stelle zu massieren. Um einen Eindruck des zu massierenden Areals zu bekommen, sollten Sie zunächst alles gründlich ertasten: Erfühlen Sie die Schulterblätter, das Schultergelenk, die Nackenwirbel und die Muskeln. Denn auch hier kommt es darauf an, nicht die Knochen, sondern die Muskeln zu massieren.
- Nachdem man das Areal erkundet hat, kann man in die Vollen gehen. Verspannungen im Schulterbereich löst man am besten mit einer gründlichen Knetung. Hierfür geht man vor wie in Schritt 5 beschrieben. Man erfühlt die Muskelstränge, umgreift sie vorsichtig, versucht sie leicht anzuheben und beginnt dann das Kneten.
- Es ist wahrscheinlich, dass Sie auf Verhärtungen treffen werden. Diese bearbeiten Sie besonders intensiv und gründlich, bis sie sich weicher und wärmer anfühlen. Alle anderen Stellen werden fünf bis acht Sekunden geknetet – das genügt.

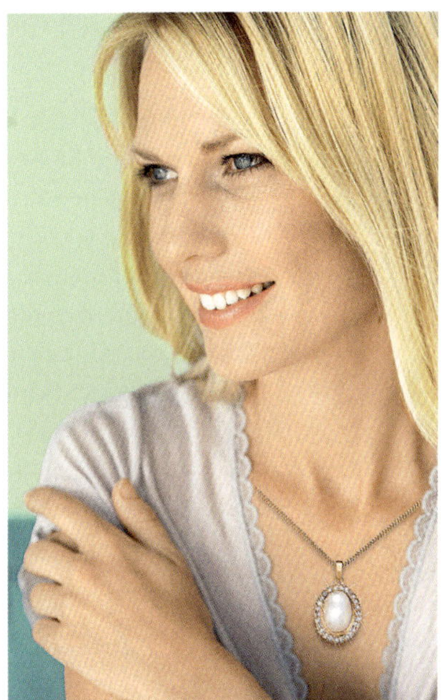

**Alternative 1: Sitzmassage**

- Nicht jeder fühlt sich in der Position des Liegens am wohlsten. Viele werden lieber im Sitzen massiert. Sitzmassagen sind auch praktisch, wenn man nur eine kurze Massage durchführen will, ohne große Vorbereitungen treffen zu müssen.

**Eine bequeme Position ist wichtig.**

- Hierfür setzt sich der Massierte am besten im Schneidersitz auf den Boden. Man kann auch knien – oft drückt dies aber nach einiger Zeit unangenehm. Vor sich stellt man einen Couchtisch oder die Sitzfläche eines Stuhls und stützt sich mit den Unterarmen darauf ab. Den Kopf kann man entweder stützend in die Hände oder auf die verschränkten Unterarme legen. Ein großes, weiches Kissen eignet sich ebenfalls als Kopfstütze.
- Der Masseur kniet sich nun hinter den Massierten und kann wie gewohnt loslegen.

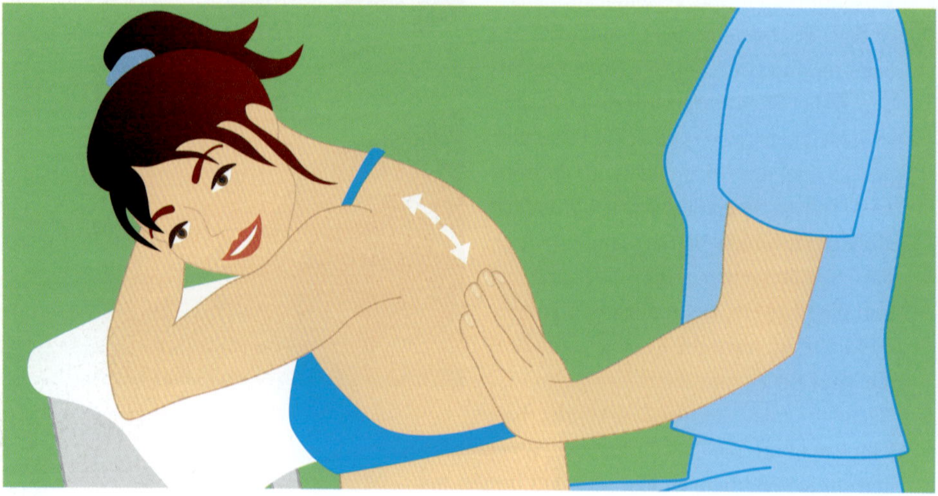

- Einen kleinen Haken gibt es allerdings bei dieser Position: Der obere Teil des Rückens lässt sich zwar gut massieren; der untere Rücken ist dagegen nur schwer erreichbar. Durch die Krümmung des Rückens sind zudem die Haut und das Gewebe gespannt und lassen sich nicht so gut greifen. Daher ist eine solche Position nur für die Massage der Schultern und des oberen Rückens empfehlenswert.

### Alternative 2: Schultermassage in Rückenlage

- Auch in Rückenlage ist eine Massage der Schulterpartie möglich. Der Masseur steht oder kniet hierfür über dem Kopf des Massierten. Im Knien kann der Massierte den Kopf auf dem Schoß des Masseurs ablegen. Dieser greift dann mit beiden Händen weit unter die Schulter (sogar bis zur Mitte des Rückens) des Massierten, wobei die Handinnenflächen auf der Haut des Massierten aufliegen. Jetzt kann mit kleinen kreisenden oder streichenden Bewegungen mit der Massage begonnen werden.

# Kopfschmerzen einfach wegkneten!

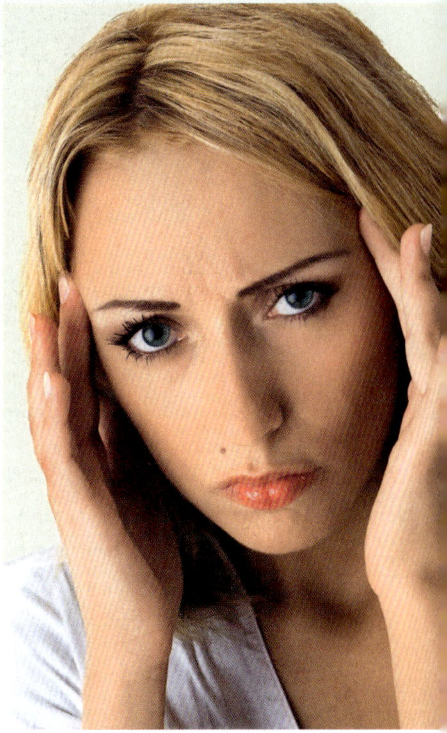

Kopfschmerzen sind im hektischen Alltagsleben leider keine Seltenheit. Um die Beschwerden rasch loszuwerden, greifen viele zu Schmerzmitteln. Dabei gibt es einen viel einfacheren, gesünderen und sogar angenehmeren Weg, den Kopf wieder klar zu bekommen: Mit einem gezielten Fingerdruck massiert man das Leiden nämlich einfach weg.

Interessanterweise beruht die Anti-Kopfschmerz-Massage dabei nicht einmal nur auf Berührungen und Knetungen im Kopfbereich. Zwar kann ein Drücken und Reiben der Schläfen durchaus Besserung bewirken – es gibt aber auch noch weitere Körperstellen, die nach der Lehre der Akupressur zur Linderung von Kopfschmerzen massiert werden können.

Hierzu zählen zunächst einmal die Ohrläppchen. In ihnen verlaufen feine Nervenbahnen. Werden diese stimuliert, erstreckt sich ein entspannendes Gefühl in den gesamten Kopfbereich. Um diese Sensoren zu aktivieren, nimmt man die Ohrläppchen am besten zwischen Daumen und Zeigefinger und reibt sie vorsichtig. Vielen hilft es auch, die Ohrläppchen zusätzlich mit ein paar Tropfen Lavendel- oder Basilikumöl einzureiben. Diese Düfte wirken entkrampfend und schmerzlindernd.

Des Weiteren ist eine Knetung des Ellenbogens ein wirksames Anti-Kopfschmerzmittel. Hierfür umfassen Sie mit der rechten Hand den linken Ellenbogen. Wenn Sie mit dem rechten Zeigefinger den Knöchel spüren, liegt der Ringfinger an der richtigen Stelle. Diesen Punkt drücken Sie nun so kräftig wie möglich und schieben die Haut dabei für zehn Sekunden hin und her.

**Akupressurpunkte wirken auf andere Stellen des Körpers.**

An der Hand gibt es außerdem einen Punkt, den man zur Vorbeugung von Kopfschmerzen bearbeiten kann. Dieser befindet sich zwischen Daumen und Zeigefinger an der Stelle, an der die Knochen zusammenlaufen. Drücken Sie diesen Punkt mehrere Male hintereinander fest zusammen. Dies können Sie mehrmals am Tag präventiv tun, oder sobald Sie spüren, dass sich ein Kopfschmerz anbahnt.

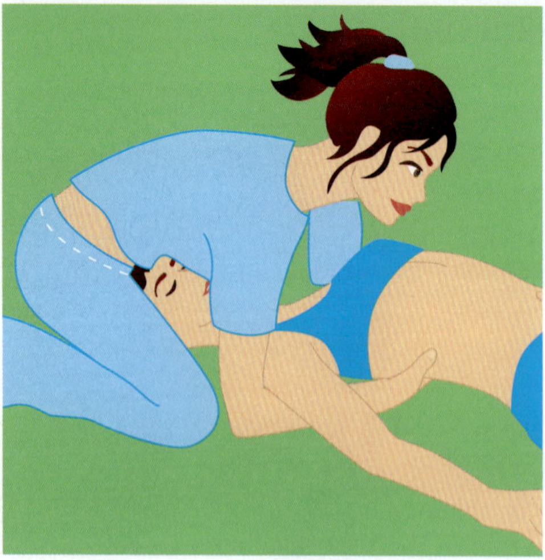

- Der Vorteil dieser Technik ist gleichzeitig ihr Nachteil: Dadurch, dass das Gewicht des Massierten auf den Händen und Fingern des Masseurs liegt, kann man einen festen Druck ausüben. Der Nachteil ist, dass dieser Druck die Bewegungen der Finger erschwert.
- Wichtig: Achten Sie beim Beenden und Wiederherausziehen Ihrer Arme darauf, dass der Kopf des Massierten Halt findet und nicht einfach zu Boden fällt. Sie können den Nacken hierfür mit einer Hand festhalten und mit der anderen ein Handtuch unterlegen.

## Nackenmassage

**Der Nacken ist bei vielen Menschen verspannt.**

Der Nacken zählt zu den häufigsten Stellen, die unter Verspannungen und Schmerzen leiden. Wege, ihn zu lösen und ihn von seinen Schmerzen zu befreien, gibt es dabei mehrere: Man kann ihn im Sitzen oder im Liegen massieren lassen. Oder man legt einfach selbst Hand an. Die Anleitung zu allen drei Varianten gibt es hier:

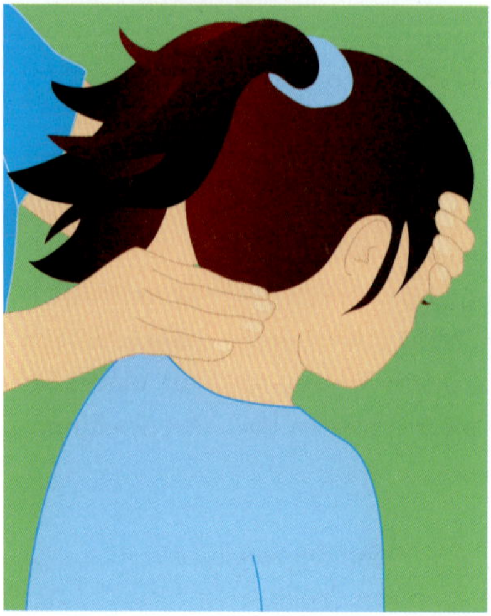

### Variante 1: Entspannter Nacken im Sitzen

- Die Variante der Nackenmassage im Sitzen hat den Vorteil, dass der Masseur gut von allen Seiten an Hals und Nacken herankommt. Zudem vermeidet man, dass der Massierte in Bauchlage den Kopf zur Seite drehen muss, was von vielen als unangenehm empfunden wird.
- Damit diese Vorteile auch wirklich zum Tragen kommen, muss der Massierte in eine ideale Sitzposition gebracht werden, in der er entspannen kann und sich nicht durch Muskelkraft selbst tragen muss. Dafür ist es wichtig, dass sein Kopf gestützt wird. Am besten übernimmt dies der Masseur, indem er die flache Hand gegen die Stirn des Massierten legt und diesen auffordert, seinen Kopf darin abzulegen.
- Wichtig: Der Masseur sollte sich seitlich neben den Massierten stellen. Nur so kann er sicher gewährleisten, den Kopf fest zu stützen und gleichzeitig massieren zu können.

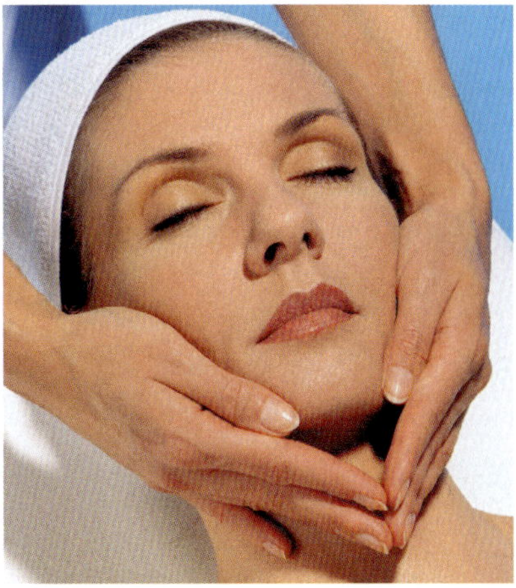

- Sitzt der Massierte bequem, kann es losgehen: Der Masseur nimmt den Hals zwischen den Daumen und die übrigen Finger und beginnt mit immer stärker werdendem Druck auf- und abwärts über den Hals zu streichen. Gehen Sie dabei weit über den Haaransatz hinaus und lassen Sie die Streichungen erst auf der Schulter enden.
- Nachdem der gesamte Hals- und Nackenbereich für ca. vier bis fünf Minuten abgestrichen wurde, kann man auch zu festeren, kreisenden Bewegungen übergehen.

**Variante 2: Entspannter Nacken im Liegen**

- Eine andere Variante der Nackenmassage vollzieht sich im Liegen. Der Massierte liegt auf dem Rücken und legt den Kopf entweder in den Schoß des Masseurs oder einfach auf ein Kissen. Der Masseur befindet sich dabei stehend oder kniend hinter dem Kopf des anderen.

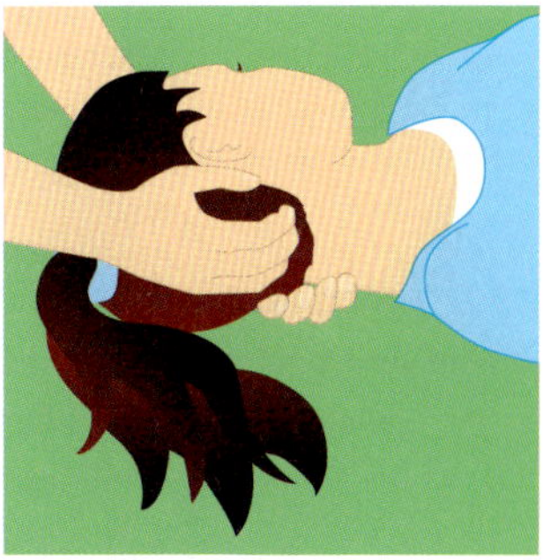

- Nun nimmt der Masseur den Kopf sicher in beide Hände und dreht ihn sanft zu einer Seite. Die eine Hand wandert dabei unter dem Kopf an den Nacken. Die andere Hand umfasst die Seite des Hinterkopfes, die jetzt zur Decke zeigt.
- Wichtig: Das Rotationsvermögen der Halswirbelsäule kann von Mensch zu Mensch variieren. Achten Sie also darauf, dass der Hals nicht unangenehm überdreht.
- Nun kann es losgehen: Die untere Hand umfasst den Hals und streicht ihn bis zur Nackenpartie erst sanft, dann kräftiger aus.
- Während die eine Hand unter dem Kopf liegend massiert, führt die andere Hand am oben liegenden Teil des Hinterkopfes Streichungen aus. Dabei sind nicht nur die Haaransätze besonders empfänglich für Streicheleinheiten, sondern auch der Bereich hinter den Ohren.
- Behandeln Sie auf diese Weise für ca. vier Minuten die Hals- und Nackenpartie und wechseln Sie dann die Seiten. Hierfür wird der Kopf wie eingangs beschrieben vorsichtig auf die andere Seite gedreht.

**Achten Sie auf vorsichtige Bewegungen.**

**Variante 3: Nackenmassage auf eigene Faust**

- Leider ist im Alltag nicht immer eine helfende Hand da, die uns nach langen Überstunden oder kurz in der Mittagspause den Nacken massiert. Zum Glück macht das nichts – wir haben schließlich selbst Hände!

- Eine Selbstmassage des Nackens führt man am besten im Sitzen durch. Setzen Sie sich hierfür einfach gemütlich auf einen Stuhl oder Sessel und achten Sie darauf, dass dessen Lehne nicht bis zum Nacken reicht und so Ihre Bewegungsfreiheit behindert.

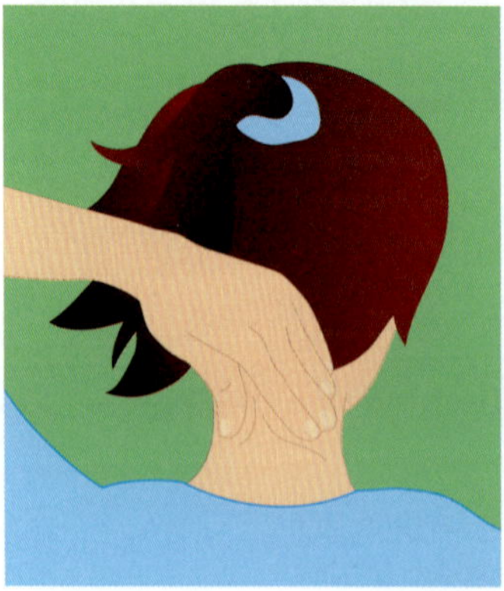

- Schon kann es losgehen: Fassen Sie mit einer Hand über den Kopf und nehmen Sie den Hals zwischen Daumen und die restlichen Finger. Beginnen Sie nun mit leichtem Druck auf- und abwärts zu streichen. Gehen Sie dabei so tief, dass Sie die Schultern mit ausstreichen können. Angenehm ist es auch, die Haaransätze zu massieren.

## Beinmassage

Besonders für Sportler ist eine Beinmassage eine wahre Wohltat. Hier sitzen nämlich große Muskeln, die im Sport, aber auch im Alltag großen Belastungen ausgesetzt sind.

**Schritt 1: Beine ausstreichen**

- Es ist sinnvoll, eine Beinmassage sowohl aus Bauchlage (für die Vorderseite der Beine) als auch aus Rückenlage (für die Rückseite der Beine) auszuführen. In beiden Positionen beginnt man die Knetkur mit einer Ausstreichung.

**Die richtige Lagerung der Beine ist wichtig.**

- Wichtig: Denken Sie unbedingt daran, ein zusammengerolltes Handtuch unter die Knie zu legen, wenn der Massierte auf dem Rücken liegt.
- Die ideale Position des Masseurs für eine Beinmassage ist seitlich neben dem Massierten. Vor hier aus kann er die Längen der Beine bestens erreichen.

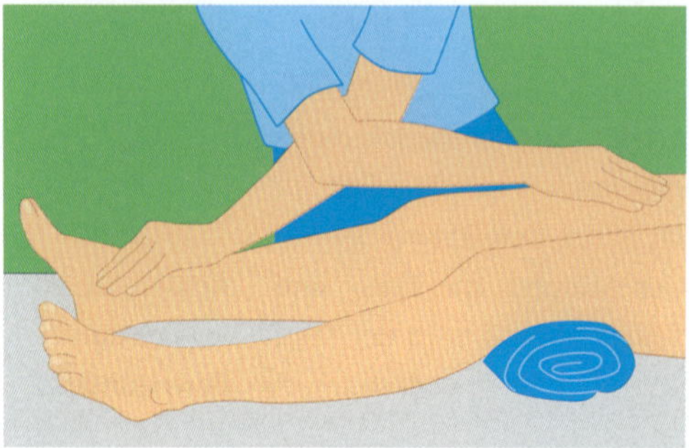

- Verreiben Sie etwas Öl in beiden Händen, legen Sie die Handflächen auf dem Knie auf und streichen Sie die Hände nun zu beiden Seiten entlang des Beins aus. Die eine Hand wandert den Oberschenkel hinauf, die andere streicht in Fußrichtung. Dort angekommen, führen Sie die Bewegungen zurück.
- Bei den Knien kreuzen sich die Hände und streichen nun über Kreuz in entgegengesetzte Richtungen.
- Der Druck, den Sie dabei ausüben, ist zunächst sanft. Nach vier bis sechs sanften Streichungen darf er jedoch ruhig erhöht werden. Dies spricht die Muskeln an und fördert die Durchblutung im tieferen Gewebe.

**Schritt 2: Oberschenkel ausklopfen**

- Durch die Streichungen sind die Oberschenkel gut durchblutet und auf die kommende Behandlung vorbereitet. Die nächsten Griffe können also etwas kräftiger ausgeführt werden, um so die großen Muskeln zu lockern.

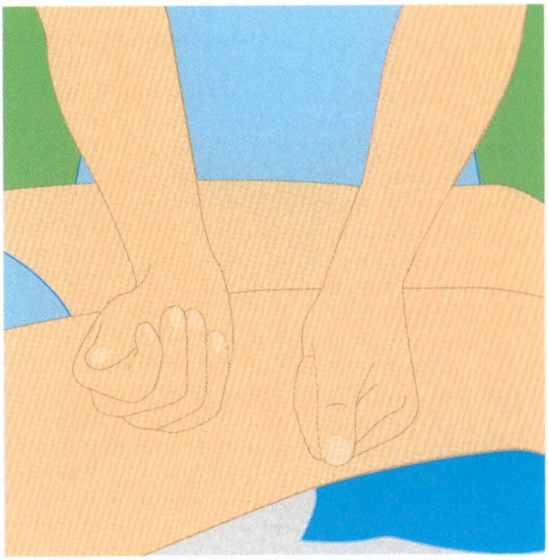

- Eine Muskelentspannung erreicht man dabei am besten durch Ausklopfen. Hierfür ballt man die Hände locker zu Fäusten und bewegt sie mit mittelstarken Klopfbewegungen über die großen Muskelstränge. Um angenehm dumpfe Erschütterungen zu erreichen, klopft man am besten mit der Unterseite der Fäuste.
- Sie können die Fäuste auch auf dem Oberschenkel ablegen und mit ihnen kräftige Streichungen ausführen. Wichtig ist nur, dass Sie nicht quer, sondern längs, entlang des Verlaufs der Muskelfasern, streichen.

**Entspannte Oberschenkel**

- Auch die Hinterseite der Beine will massiert werden. Hierfür legt sich der Massierte auf den Bauch. Unter seinen Fußrücken wird idealerweise ein zusammengerolltes Handtuch gelegt.

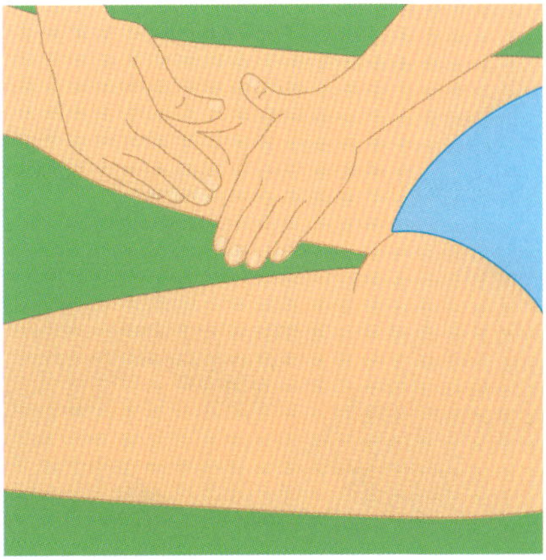

- Der Masseur platziert sich seitlich neben dem Massierten, um alle Stellen des Beins bestmöglich zu erreichen.
- Die Muskulatur der Oberschenkelrückseite ist zwar flächig, aber feiner aufgebaut als die Muskulatur der Vorderseite. Die Massagegriffe sollten daher ebenfalls entsprechend feiner gewählt werden.
- Am effektivsten für die Lockerung der Muskelfasern ist es, wenn man versucht, diese mit beiden Händen zu ertasten, sie dann zwischen Daumen und Zeigefinger nimmt, leicht anhebt und anschließend nach dem „Kuchenteig-Prinzip" sanft durchknetet.
- Die Muskulatur am Bein verläuft längs. Arbeiten Sie sich daher auch in dieser Richtung am Muskel entlang. Beginnen Sie am besten am Kniegelenk und arbeiten Sie sich Schritt für Schritt hoch in Richtung Po. Dort angekommen, streichen Sie wieder sanft zurück zur Kniebeuge

und wiederholen den Vorgang. Insgesamt zwei bis drei Wiederholungen sind optimal. Dann folgt das andere Bein.

**Wohltat für die Waden**

- Wenn der obere Teil des Beins locker ist, geht es beim unteren Teil weiter. Die Waden sind im Alltag großen Belastungen ausgesetzt und freuen sich über Streicheleinheiten.

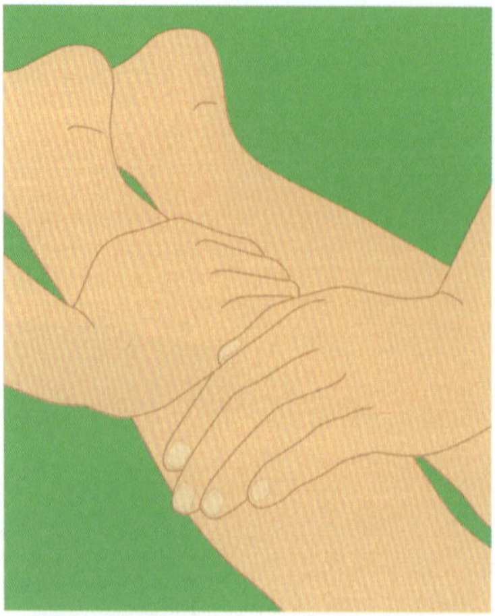

- Die ideale Position für den Massierten ist hierbei die Bauchlage. Denken Sie wieder an das gerollte Handtuch unter den Fußrücken.
- Die Wadenmuskeln verlaufen längs. Diese Richtung sollte also auch Ihre Massagerichtung sein.
- Zum anfänglichen Lockern und für den Abbau von Schlackstoffen ist ein kräftiges Ausstreichen ratsam. Anders als beim üblichen Ausstreichen müssen Sie hierfür nicht zwingend die flache Hand, sondern können auch die Fingerkuppen benutzen, um etwas mehr Druck zu erzeugen.
- Die Muskeln der Unterschenkel lassen sich gut umfassen und eignen sich daher ideal für Knetungen (denken Sie wieder an den Kuchenteig).

**TIPP**

**Schienbeine nicht schonen!**

*Die Muskulatur der Waden sitzt zwar v.a. an der Hinterseite, dennoch freuen sich auch die Scheinbeine, wenn sie ein paar Liebkosungen bekommen. Gehen Sie hierbei jedoch behutsam vor. Die Haut sitzt am Schienbein direkt auf dem Knochen. Arbeiten Sie daher nicht mit zu hohem Druck. Angenehmer als Kneten ist i.d.R. das Ausstreichen.*

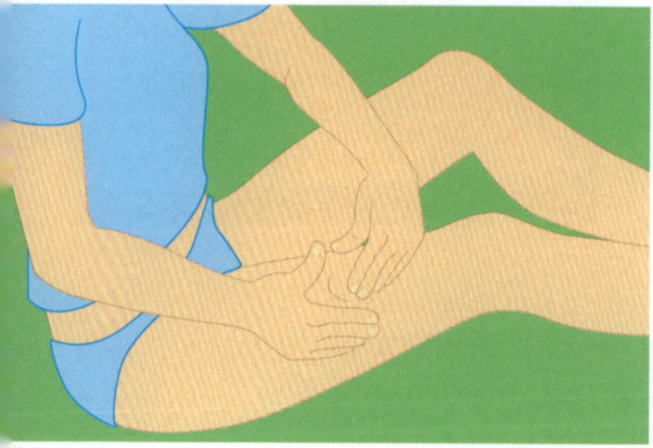

**Selbst ist der Mann und die Frau**

- Wer keinen professionellen Masseur oder sonst jemanden zur Hand hat, hilft sich selbst. Das funktioniert bei der Oberschenkelmassage wunderbar.
- Setzen sie sich hierfür bequem auf den Boden und strecken Sie die Beine leicht angewinkelt vor sich aus. Am besten lehnen Sie sich dabei gegen eine Wand, sodass Ihr Rücken fest gestützt ist.

# Alles im Griff: Selbstmassagen kann jeder haben

Wenn einen der Partner oder ein professioneller Masseur durchknetet, ist das natürlich am angenehmsten. Das ist klar. Aber zum Glück sind wir ebenfalls mit zwei Händen und zehn Fingern ausgestattet und können uns daher auch durchaus selbst etwas Gutes tun.

Selbstmassagen können dabei ebenso wirksam sein wie die Knetung durch fremde Hände. Ein besonderer Vorteil der Selfmade-Massage ist insbesondere, dass man seinen Körper am besten kennt und daher viel schneller und genauer Verspannungen ertasten und beheben kann.

**Jeder kann sich selbst massieren.**

Interessant zu wissen ist aber auch, warum Selbstmassagen zwar angenehm und wirksam, aber eben nie das Gleiche wie eine Fremdmassage sind. Das liegt v.a. an der verschieden gelagerten Verteilung der Sinnesrezeptoren. Besonders an den Händen, den Fingern, den Lippen und den Füßen sind diese Rezeptoren stärker vertreten als an anderen Stellen. Berührungen spüren wir hier intensiver. Massiert man beispielsweise den eigenen Nacken, neigt das Gehirn dazu, die Empfindungen an den Fingern und der Hand intensiver wahrzunehmen als am Nacken selbst, da hier weniger Sinneszellen verlaufen. Führt die Massage hingegen eine andere Person durch, wird das Empfinden am Nacken nicht überlagert und wir spüren mehr.

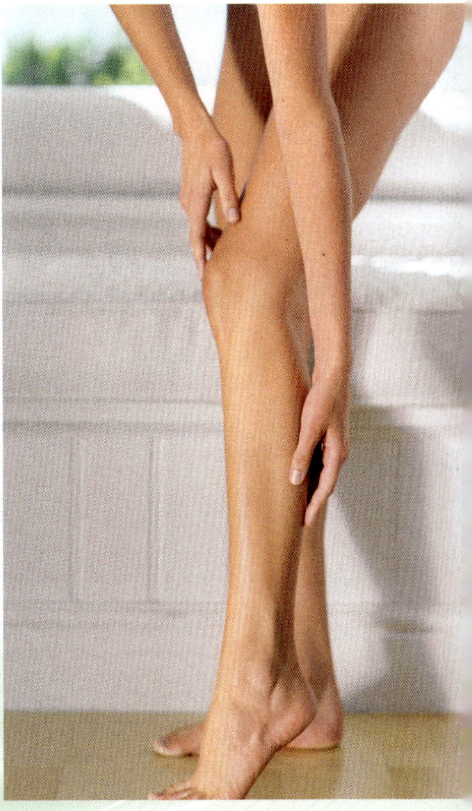

Dieses Wahrnehmungsempfinden des Körpers kann man allerdings mit ein paar kleinen Tricks umgehen und so auch die Selbstmassage zum prickelnden Sinneserlebnis machen. Hierfür nutzt man einfach Hilfsmittel, mit denen man massiert. Massagebälle, -Igel oder gefüllte Säckchen mit Reis eignen sich hierfür ideal. Mit ihnen kann man einen ähnlichen Druck ausüben wie durch eine fremde Hand. Um die Empfindung der Selbstmassage zu intensivieren, benutzen viele auch Thermo-Gel. Hierbei handelt es sich um pflegende Körperlotionen, die sich auf der Haut leicht erwärmen und so von sich aus bereits ein angenehmes Gefühl erzeugen.

- Ertasten Sie mit beiden Händen Ihren Oberschenkelmuskel, nehmen Sie ihn zwischen den Daumen und die restlichen Finger, heben Sie ihn leicht ab und kneten Sie. Wandern Sie auf diese Weise Schritt für Schritt am Muskelstrang entlang. Beginnen Sie am Knie und wandern Sie aufwärts. Drei bis vier Wiederholungen pro Seite sind optimal, um die Durchblutung und Entschlackung richtig in Gang zu setzen.

## Fußmassage

**Die Füße kommen oft zu kurz.**

In den Füßen enden Millionen von Nervensträngen. Berührungen sind daher besonders angenehm – und das nicht nur nach einem langen Marsch, sondern gern auch einfach mal zwischendurch.

### Knöchelknetung

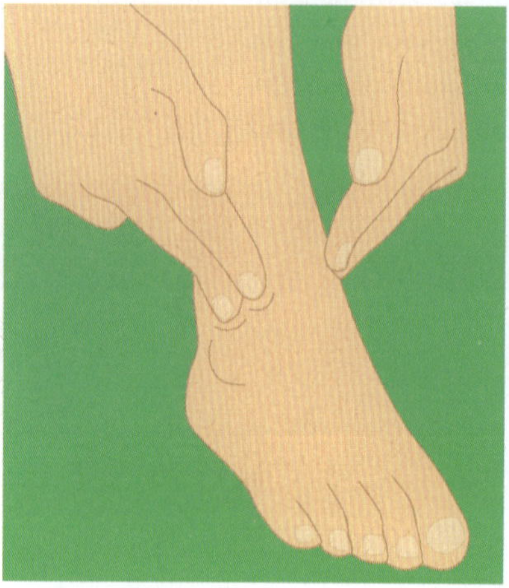

- Die meisten Menschen bearbeiten bei einer Fußmassage immer nur die Sohlen und Zehen – dabei ist eine kurze Knetung im Bereich des Knöchels, wo viele kleine Muskelstränge und Bänder verlaufen, besonders angenehm. Und noch dazu gesund! Denn besonders im Sommer sammelt sich in der Knöchelregion Wasser und lässt die Beine schwellen und schmerzen. Kurze Massagen helfen, um den Flüssigkeitsaustausch wieder in Gang zu bringen.
- Die Fußmassage kann man entweder selbst vornehmen oder jemanden darum bitten. Eine besondere Lagerung des Fußes ist nicht nötig – es schadet aber besonders bei geschwollenen Knöcheln nicht, wenn Sie das Bein hochlegen.
- Setzen Sie die Finger (entweder alle oder auch nur Zeige- und Mittelfinger) dicht über dem Knöchel auf und führen Sie kleine, kreisende Bewegungen aus. Umrunden Sie so den gesamten Knöchel, den oberen Ansatz des Fußes und auch des Schienbeins.

**Massieren Sie immer in Richtung Herz.**

- Um Schwellungen zu lindern, sollte man nicht allzu stark aufdrücken (das würde das ohnehin gestresste Gewebe zu sehr irritieren). Stattdessen führt man lieber lange Streichbewegungen beinaufwärts durch.
- Wie lange Sie die Knöchelmassage durchführen (lassen), bleibt Ihnen überlassen. Haben Sie jedoch zum Ziel, Schwellungen in den Griff zu bekommen, ist weniger mehr. Massieren Sie fünf bis zehn Minuten pro Knöchel und lagern Sie die Beine dann hoch. Der Körper braucht eine Ruhephase, um nach der Aktivierung der Stoffwechselprozesse die Schlackstoffe abtransportieren zu können.

TIPP

## So lassen Sie Schwellungen verschwinden

*Auch die schönsten Beine fühlen sich manchmal müde an. Ermunternde Massagen helfen besonders gut mithilfe von prickelnden Lotionen auf Basis von Arnika, Weinlaubextrakten oder Rosskastanie. Diese Essenzen regen die Mikrozirkulation in den Zellen an, wodurch Schlackstoffe und Schwellungen abtransportiert werden. Für das Formtief zwischendurch: Beine in gletscherkühle Nylonstrümpfe hüllen (vorher in Eiswasser und Franzbranntwein spülen) und im Liegen senkrecht an die Wand lehnen.*

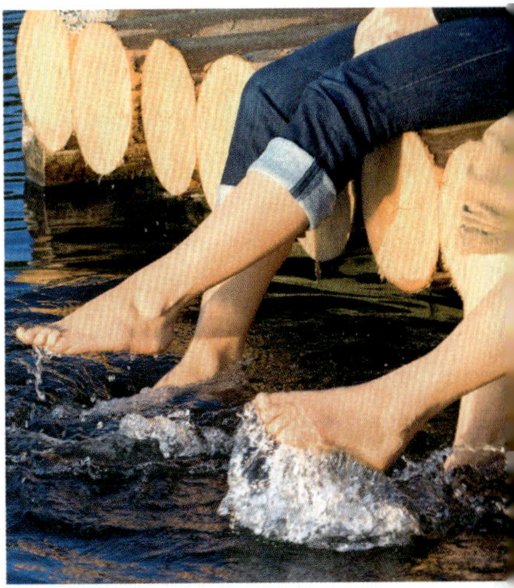

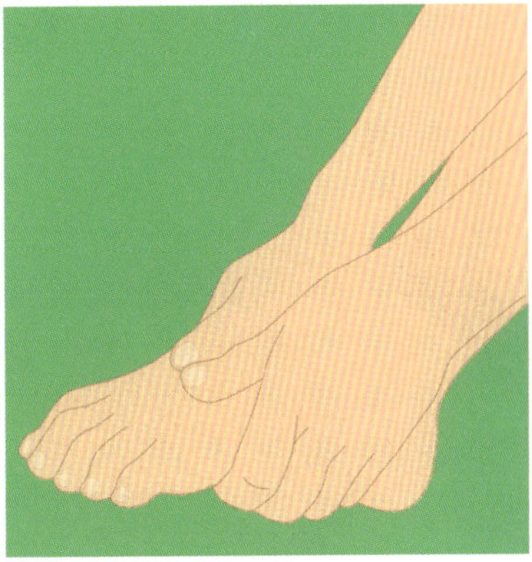

### Entspannung für den Fußrücken

- Die Knöchelmassage können Sie unmittelbar in eine Massage des Fußrückens übergehen lassen. Bei Hitze oder nach langem Stehen bilden sich hier oft Wasseransammlungen, die durch kurze Massageeinheiten gelindert werden können.
- Umfassen Sie Ihre Füße (oder die desjenigen, den Sie massieren) mit beiden Händen, sodass die Daumen parallel nebeneinander auf dem Fußrücken aufliegen und die restlichen Finger die Sohle umschließen.
- Streichen Sie nun sanft mit den Daumen auf- und abwärts über den Fuß. Später können Sie auch in kreisende Bewegungen übergehen.
- Schöpfen Sie dabei ruhig großflächig den Fußrücken aus. Massieren Sie also auch an den Seiten, an der Fußwurzel und an den Zehenansätzen – überall verlaufen kleine, feine Nerven, die angenehm kribbeln, wenn man sie massiert.
- Wie lange Sie den Fußrücken bearbeiten, liegt bei Ihnen. Es gilt allerdings auch hier: Um Schwellungen abzubauen, genügen kurze Kneteinheiten.

### O Sohle mio! Fußsohlenmassagen sind so entspannend

- Nach einem langen Marsch oder nach ein paar Stunden auf hohen Schuhen würde man oft sein letztes Hemd für eine kurze Fußsohlenmassage geben. Das ist jedoch nicht unbedingt nötig: Fassen Sie mit einer Hand um den Ballen, sodass Sie den Fuß sicher halten können.

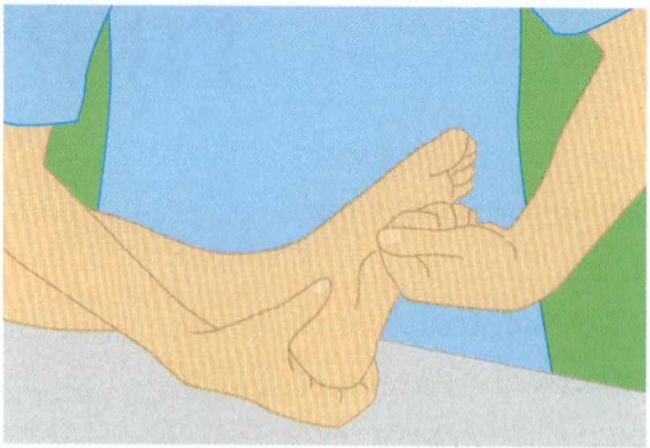

- Die andere Hand ballen Sie zur Faust, wobei Sie den Daumen mit den Fingern umschließen.
- Nun nutzen Sie die hervorstehenden Fingergelenke, um mit ihnen die Fußsohle von oben nach unten und wieder zurück abzustreichen.
- Trauen Sie sich dabei ruhig, beherzten Druck auszuüben – für viele kann die Massage der Fußsohlen gar nicht fest genug sein.

**TIPP**

### Massageschuhe lassen es kribbeln

*An manchen Tagen hat man keine Kraft oder Lust, sich selbst noch die Füße zu kneten – dabei hätte man es doch so nötig. In diesem Fall kann die Expressmassage-Variante bequeme Abhilfe schaffen. Gemeint sind Badeschlappen oder Hausschuhe mit Massageeffekt. Solche Schuhe haben eine Innensohle, die aus vielen kleinen Gumminoppen besteht. Geht man auf Ihnen, bohren sich diese Noppen auf angenehme Weise in den Fuß – es kribbelt leicht, die Durchblutung wird gefördert, und man muss nicht einmal etwas dafür tun!*

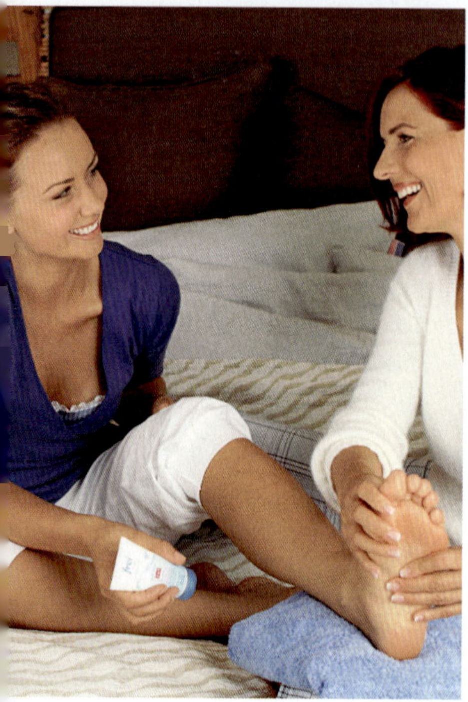

### Zehendrücker

- Massagen dienen dazu, die Muskeln zu lockern und sie weicher und elastischer zu machen. Nichts anderes machen Sportler beim Stretching. Nicht umsonst werden daher Elemente des Dehnens in viele Massagemethoden eingebaut. Durch Dehnung wird der Muskel lang und locker. Auch im Bereich des Fußes wirken Stretchingeinheiten entspannend.
- Und so geht es: Umgreifen Sie den Fuß mit der einen Hand, sodass der Daumen die Fußsohle auf Höhe des Ballens berührt und die restlichen Finger den Fußrücken umschließen.
- Mit der anderen Hand umgreifen Sie alle Zehen und biegen diese allesamt vorsichtig zunächst nach vorn und anschließend in die andere Richtung, bis Sie eine Dehnung spüren.

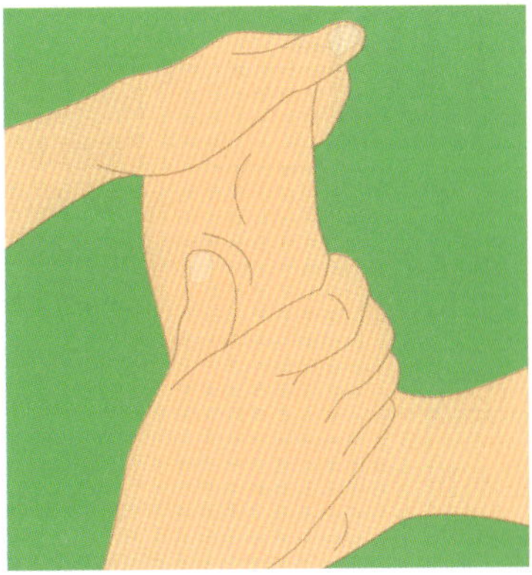

- Gedehnt werden darf dabei immer so weit, dass das Spannungsgefühl noch angenehm ist. Sobald sich etwas nicht mehr gut anfühlt, geben Sie etwas nach.
- Wichtig ist zudem, dass Sie wirklich alle Zehen gemeinsam in die Streckung bringen – nur so erreicht man eine umfassende Dehnung des komplexen Sehnengeflechts im Fuß.
- Halten Sie die Dehnung ruhig für 20 bis 30 Sekunden. Wichtig: nicht wippen! Wechseln Sie dann den Fuß.

**Zehenmassage: Entspannung hoch zehn**

- Bei einer guten Fußmassage darf man eines auf gar keinen Fall vergessen: die Zehen!
- Greifen Sie jeden Zeh einzeln. An welchem Sie beginnen, ist egal. Wichtig ist nur, dass Sie jeden im gleichen Maß behandeln.
- Halten Sie den jeweiligen Zeh an der Wurzel mit Daumen, Zeige- und Ringfinger fest. Wer kann, darf den Zeh auch mit allen Fingern umfassen. Nun streichen Sie mit allen Fingern zum Nagel und üben dabei so viel Druck aus, dass der Zeh insgesamt leicht nach vorn gezogen wird. Wer mag, kann auch eine kleine Dehnungsübung mit einbauen: Hierfür biegen Sie den einzelnen Zeh einfach, so weit es sich gut anfühlt, vor und zurück.

**Fragen Sie den Massierten, was er angenehm findet.**

- Diesen Vorgang kann man vier- bis sechsmal wiederholen.
- Anschließend umfasst man den Zeh erneut und beginnt ihn mit den Fingern sanft zu kneten.
- Bei der Zehenmassage kann man eigentlich nicht viel falsch machen. Es geht in erster Line um Entspannung. Einziger Haken: Bei eingewachsenen Fußnägeln kann die Massage zum schmerzhaften Problem werden. Durch Reibung und Druck verschlimmert man den Entzündungszustand nämlich eher, als dass man ihn verbessert. In einem solchen Fall spart man die entzündete Stelle am besten aus.

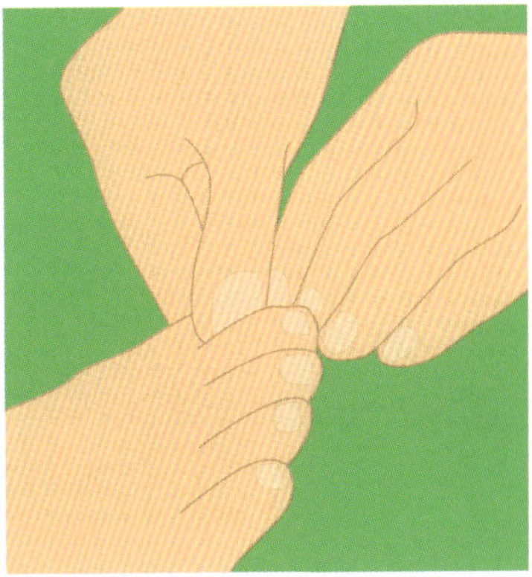

**Fuß massiert Fuß!**

- Obwohl unsere Füße im Vergleich zum Rest unseres Körpers recht klein sind, kann der Druck, den sie bei einer Massage vertragen, gar nicht groß genug sein. Je stärker und stumpfer der Druck, desto angenehmer.

**TIPP**

### Kalte Füße einfach warmkneten

*Eisige Zehen bringt man mit einer kleinen Massage schnell wieder auf Temperatur. Hierfür muss man jeden einzelnen Zeh einfach gründlich und fest durchkneten. Zudem kann man alle Zehen zwischen die flachen Handinnenflächen nehmen und so lange reiben, bis sie warm sind. Wärme ist nämlich letztlich nur eine Frage guter Durchblutung.*

- Um wirklich das Maximum an Druck zu erzeugen, kann der Masseur mit ganzem Körpereinsatz arbeiten. Hierfür liegt der Massierte auf dem Bauch. Unter seinen Fußrücken liegt ein gerolltes Handtuch. Der Masseur zieht nun die Schuhe aus und stellt sich so auf die Füße des Massierten, dass sein Ballen in der Mitte der Fußsohle aufsetzt.

**Achten Sie auf Ihr Gleichgewicht.**

- Indem der Masseur sein Körpergewicht wechselseitig auf seinen rechten oder linken Ballen verlagert, erhöht er den Druck auf den Fuß des Massierten.
- Viel Druck ist zwar erwünscht, damit er aber nicht zu stark wird, empfiehlt es sich, dass sich der Masseur mit den Händen an einem Stuhl oder einer Wand abstützt, um sein Körpergewicht besser dosieren zu können.

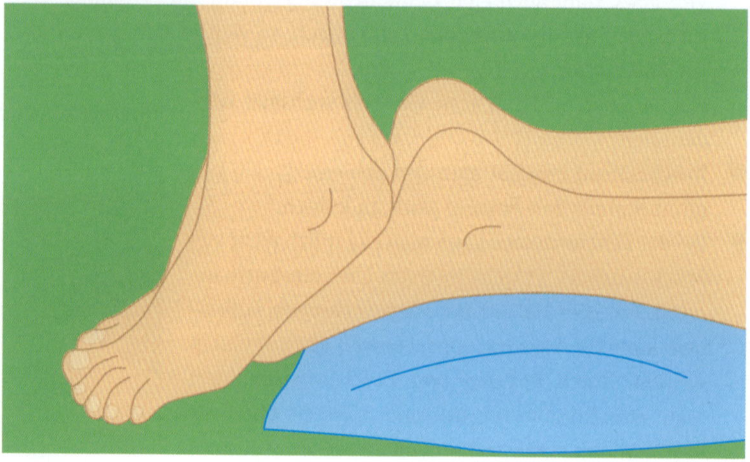

## Handmassage

An den Händen sitzen viele kleine Muskeln, Bänder und Sehnen. Mit ihnen schreibt man, schneidet Zwiebeln, näht einen Knopf an oder massiert. Kurz gesagt: Die Hände sind den ganzen Tag im Einsatz – es wird daher höchste Zeit für eine Pause.

**Handgelenke und Arme lockern**

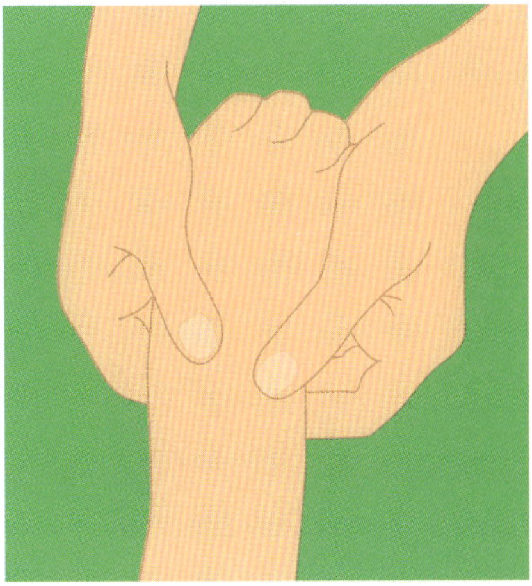

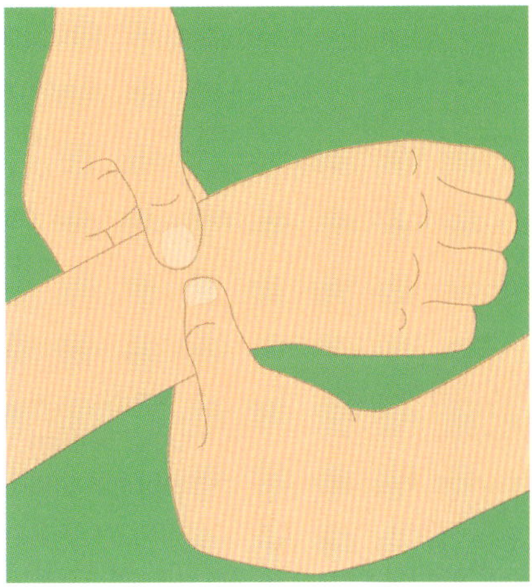

- Leiten Sie die Massage mit Streichbewegungen ein. Hierfür umgreift der Masseur mit der einen Hand sanft das Handgelenk des Massierten, um so den Arm zu stabilisieren. Mit der anderen Hand streicht er den Arm der Länge nach auf- und abwärts.
- Sind die Arme derart vorbereitet, kann man die großen Muskeln (Bizeps, Trizeps und Unterarmmuskulatur) bearbeiten. Hierfür stabilisiert der Masseur noch immer mit der einen Hand am Handgelenk den Arm des Massierten. Achten Sie darauf, dass Sie nicht unangenehm fest zudrücken, sondern nur locker fixieren, sodass der Arm nicht verrutschen kann.
- Erfühlen Sie nun die einzelnen Muskelpartien und nehmen Sie den jeweiligen Muskelstrang zwischen den Daumen und die restlichen Finger. Sie arbeiten wie gewohnt nach dem Kuchenteig-Prinzip: kneten, drücken und rollen Sie. Wie lange Sie bei einem Muskel verharren, ist Geschmackssache; drei bis vier Minuten sind jedoch ein guter Richtwert.
- Arbeiten Sie dabei langsam auf die Hände zu. Das heißt: Beginnen Sie mit Bizeps und Trizeps, dann folgt der Unterarmmuskel, und anschließend widmen Sie sich dem Handgelenk.
- Bei der Handgelenksmassage gehen Sie wie folgt vor: Legen Sie den Arm des Massierten so ab, dass er sicher liegt und die Handinnenfläche nach unten zeigt. Nun umfassen Sie das Handgelenk so, dass beide Daumen parallel nebeneinander auf der Handwurzel aufliegen und die restlichen Finger die Unterseite des Unterarms und teilweise der Handinnenflächen umschließen.
- Nun massieren Sie mit den Daumen in kreisförmigen Bewegungen von innen nach außen die Handgelenkswurzel. Arbeiten Sie sich von der Wurzel des Handgelenks einige Zentimeter hinauf und wieder hinab. Gehen Sie ca. vier- bis sechsmal auf- und abwärts und drehen Sie die Hand dann um, sodass Sie die Innenseite des Handgelenks mit derselben Haltung und Technik massieren können.

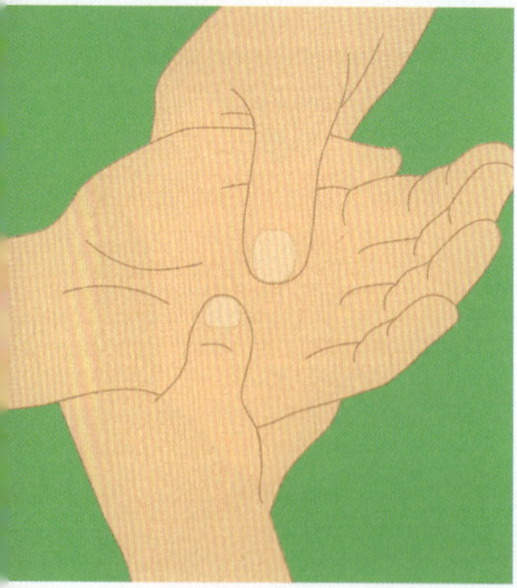

- Wichtig: Da sich an den Handgelenken nur wenig Fett und dünne Muskelfasern befinden, darf der Druck hier nicht zu stark sein.

**Hände berühren Hände – wie entspannend!**

- Die Massage der Handgelenksinnenseite können Sie unmittelbar in eine Massage der Handinnenflächen münden lassen. Hierfür rutschen Sie mit Ihrer Handhaltung einfach ein paar Zentimeter tiefer, sodass die Daumen mittig auf der Handinnenfläche liegen und die restlichen Finger die Handaußenseiten umschließen.
- Auch hier streicht man die Haut wieder mit kreisförmigen Bewegungen ab. Der Druck darf aber stärker sein als beim Handgelenk.
- Nach ca. drei bis vier Minuten können Sie die Hände umdrehen und mit gleichem Griff und gleicher Technik (Daumen liegen auf dem Handrücken, die restlichen Finger umschließen die Innenseite) die Handaußenflächen massieren. Hier sollte man den Druck jedoch wieder verringern, da die Haut direkt auf den Knochen liegt.
- Wenn Sie auch die Handrücken für ca. drei bis vier Minuten bearbeitet haben, können Sie sich nun den einzelnen Fingern widmen. Hierfür umgreifen Sie den Handrücken mit einer Ihrer Hände und stabilisieren so die zu bearbeitende Hand.

**An den Fingern darf der Druck stärker sein als auf dem Handrücken.**

- Nehmen Sie nun einen Finger nach dem anderen (es ist egal, mit welchem Sie beginnen) an der Handwurzel zwischen Daumen, Zeige- und Mittelfinger und beginnen Sie in kreisförmigen Knetbewegungen sich am Finger entlang bis zur Spitze zu arbeiten. Von hier aus geht es auf die gleiche Weise wieder zurück.
- Widmen Sie dabei jedem Finger ca. drei bis vier Auf- und Abbewegungen.

## Kopfmassage

Der Kopf und das Gesicht werden bei der klassischen Ganzkörpermassage leider oft vergessen. Dabei verlaufen gerade im Gesicht viele kleine Muskeln, die aufgrund der Mimik in ständiger Aktion sind und sich daher umso mehr über ein paar Minuten Auszeit freuen.

### Entspannte Schläfen

- Führen Sie die Kopfmassage in Rückenlage durch. Der Masseur kniet dabei hinter dem Kopf des Massierten, wobei dieser den Kopf im Schoß des Masseurs ablegen kann.

# Schöne Schmiere: So macht man Massageöl selbst

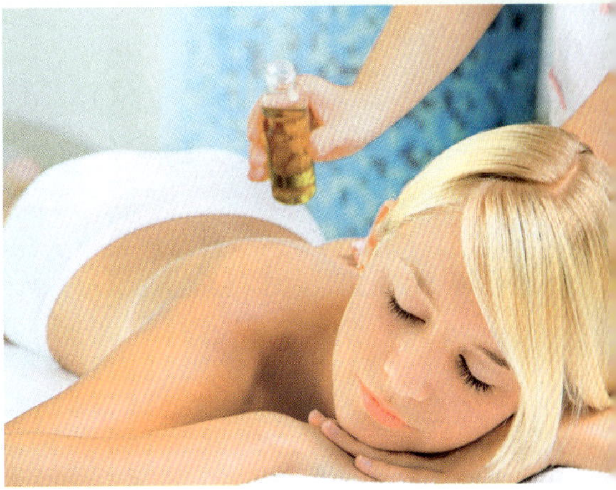

Öle machen die Massage leichtgängig, die Bewegungen fließend und die Haut schön weich. Wer dabei ein Öl verwenden will, dessen Qualität, Geruch und Wirkweise den individuellen Bedürfnissen perfekt angepasst ist, der mischt sich sein Massageöl am besten selbst an. Hierfür vermengt man einfach ein paar Tropfen konzentriertes ätherisches Öl mit einem neutralen Basisöl. Als solches kommen v. a. Sonnenblumen-, Jojoba- oder Mandelöl infrage. Ätherische Öle sind konzentrierte Öle, die durch das Auspressen von Heilpflanzen gewonnen werden.

Diese Konzentrate sind stets wasserlöslich und verbinden sich leicht mit Fetten oder Alkohol. Um eine Hautreaktion zu vermeiden, sollten Aromaölkonzentrate niemals unverdünnt verwendet werden. Als Faustformel für das Mischverhältnis gilt: Auf einen Eierbecher Basisöl gehören ein bis maximal zwei Tropfen ätherisches Ölkonzentrat. Welche Ölsorte Sie verwenden, kann Ihnen dagegen keine Faustformel sagen – das richtet sich nach Ihrem Geschmack und was Sie mit dem Öl bezwecken.

Hier ein kurzer Überblick:

**Welches Öl Sie benutzen, hängt von Ihren eigenen Vorlieben ab.**

**Eukalyptusöl:** belebt die Atemwege und ist bei Husten und Bronchitis, aber auch bei Muskelschmerzen, Ermüdung und Erschöpfung anzuwenden.

**Kamillenöl:** wirkt beruhigend und entkrampfend und hilft daher bei Muskelschmerzen, Kopfschmerzen, Menstruationsbeschwerden und Verdauungsproblemen.

**Kiefernöl:** Achtung! Dieses Öl kann zu Hautreizungen führen! Wird es aber vertragen, wirkt es schmerzstillend bei rheumatischen Beschwerden.

**Lavendelöl:** ist das Sandmännchen unter den Ölen. Es wirkt depressionslindernd und entspannend und ist daher bei Schlaflosigkeit besonders zu empfehlen.

**Rosenöl:** riecht nicht nur gut, sondern wirkt auch gut – nämlich krampflösend und hautverjüngend. Auch bei Menstruationsstörungen soll es Wunder vollbringen.

**Zitronenöl:** riecht frisch und macht auch frisch. Es wirkt entschlackend, erfrischend und ermunternd bei Stress.

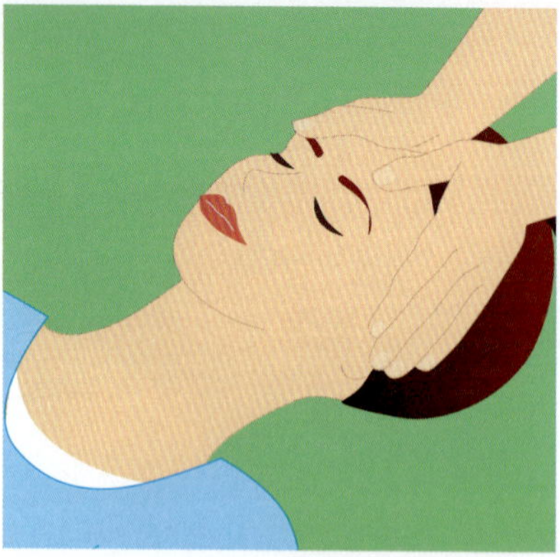

- Beginnen Sie auch die Kopf- und Gesichtsmassage mit ein paar einleitenden Streichungen. Setzen Sie hierfür beide Hände mit gespreizten Fingern in der Mitte der Stirn und seitlich am Haaransatz auf und streichen Sie von hier aus über die Haare Richtung Kopfmitte. Wiederholen Sie diesen Vorgang ca. vier- bis sechsmal.
- Wichtig: Streichen Sie immer nur in eine Richtung – ein Zurückstreichen von der Kopfmitte aus könnte sich wegen der entgegengesetzten Wuchsrichtung der Haarwurzeln unangenehm anfühlen.
- Nun geht es mit einer Massage der Schläfen weiter. Setzen Sie die Hände dabei so auf, dass v. a. Zeige-, Mittel- und Ringfinger dicht vor dem Ohr aufliegen und die Daumen die Stirn berühren.
- Drücken Sie die Finger nun sanft gegen den Kopf und ziehen Sie sie in Richtung Schläfe. Hier können Sie die Finger nun kurz kreisen und dann wieder zum Ohransatz zurückwandern lassen, um wieder von vorn zu beginnen.

**Achten Sie auf die Mimik des Massierten.**

- Wiederholen Sie diese Bewegung sechs- bis achtmal. Wenn es für den Massierten angenehm ist, kann man die kreisenden Bewegungen an den Schläfen auch länger durchführen.
- Wichtig: Seien Sie vorsichtig mit dem Druck. Am Kopf und v. a. im Gesicht gilt: Lieber zu sanft als zu stark. Die Schläfen sind hiervon jedoch meist ausgenommen. Viele Menschen haben es gern, wenn man etwas stärker massiert. Sprechen Sie dies mit dem Massierten ab.

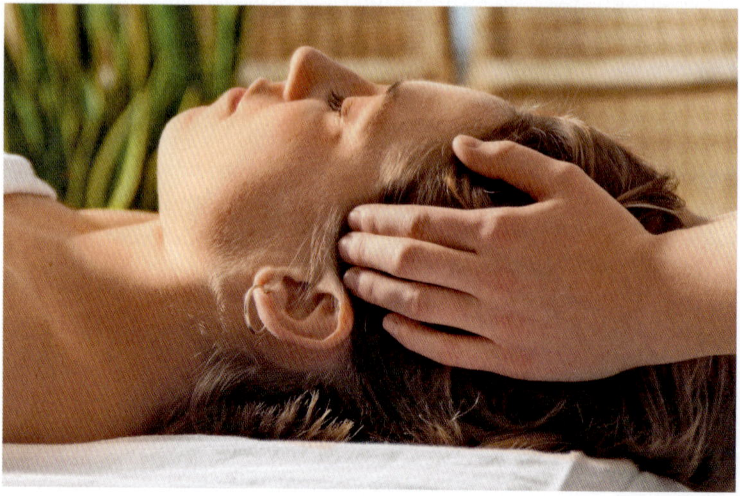

**TIPP**

### Das Reinheitsgebot

*Die Gesichtshaut ist besonders empfindlich und sollte daher auch besonders vorsichtig behandelt werden. Aus hygienischen Gründen ist es wichtig, dass Sie sich gründlich die Hände waschen, ehe Sie das Gesicht berühren. Zudem wird bei Gesichtsmassagen i. d. R. auf Öl verzichtet. Für viele Hauttypen wäre Öl einfach zu fetthaltig.*

**Entspannte Stirn**

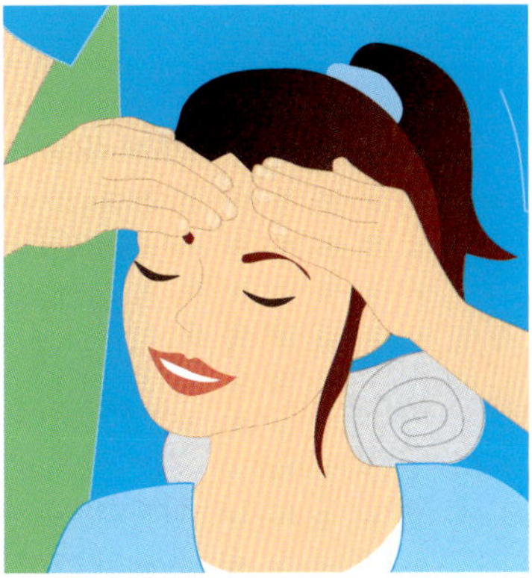

- Eine Gesichtsmassage kann nicht nur im Liegen, sondern auch gut im Sitzen ausgeführt werden. Der Massierte setzt sich einfach auf einen gemütlichen Stuhl, und der Masseur stellt sich so dicht dahinter, dass der Massierte den Hinterkopf gegen den Bauch des Masseurs lehnen kann. Tipp: Ein gerolltes Handtuch im Nacken des Massierten gibt zusätzlichen Halt.
- Der Masseur setzt die Fingerspitzen beider Hände parallel auf die Stirnmitte. Von hier aus bewegt er die Finger mit kleinen, kreisenden Bewegungen nach außen bis zur Schläfe und wieder zurück.
- Drei bis vier Minuten sind ein gutes Pensum für eine Stirnmassage. Verharren Sie bei einer Gesichtsmassage generell nicht zu lange auf einer Stelle. Eine zu intensive Behandlung fühlt sich unangenehm an.
- Einzelne Stellen können jedoch intensiver bearbeitet werden – v. a. am Brauenbogen und am Haaransatz ist das oft angenehm. Den Brauenbogen kann man dabei sogar sanft zwischen Daumen und Zeigefinger nehmen und vorsichtig kneten.

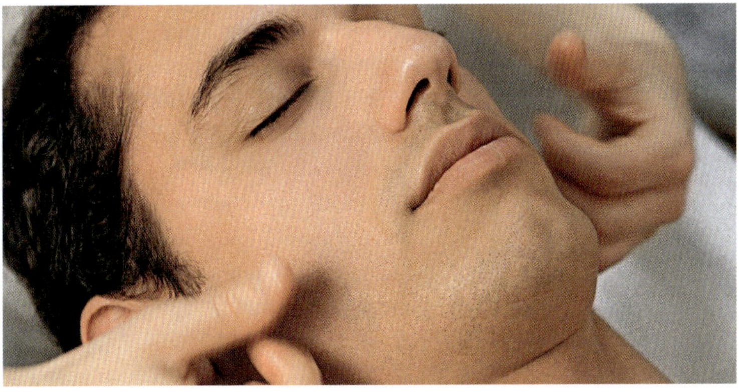

## TIPP

### Bewusstes Entspannen

*Wir sind uns oft gar nicht bewusst, unter welcher enormen Anspannung sich unser Gesicht im Alltag befindet und wie sehr wir uns dadurch verkrampfen. Versuchen Sie sich doch einmal bewusst zu entspannen. Fühlen Sie in Ihre Stirn hinein und geben Sie den Muskeln den Befehl, zu entkrampfen. Sie werden merken, wie verspannt Sie eben noch waren. Und wie viel angenehmer es sich anfühlt, wenn die Muskeln einmal loslassen.*

**Freier Kopf auf eigene Faust**

- Zum Glück haben wir zwei Hände und können so fast jede Art der Massage selbst durchführen. Besonders nach anstrengenden Stunden im Job oder einfach nur zum Abschalten sind dabei kurze Stirnmassagen zu empfehlen.

**Sorgen Sie für eine entspannte Kopfhaltung.**

- Und so geht es: Damit die Nackenmuskulatur entlastet wird, legen Sie sich auf eine bequeme Unterlage. Geht das nicht, können Sie sich auch mit dem Rücken gegen eine Wand lehnen und den Kopf hier abstützen.
- Nun führen Sie beide Hände parallel an die Stirn und beginnen von der Stirnmitte zu den Außenseiten zu streichen und zu kneten.
- An den Schläfen können Sie mit kreisenden Bewegungen für ca. eine Minute verharren und sich dann wieder zur Stirn vorarbeiten.

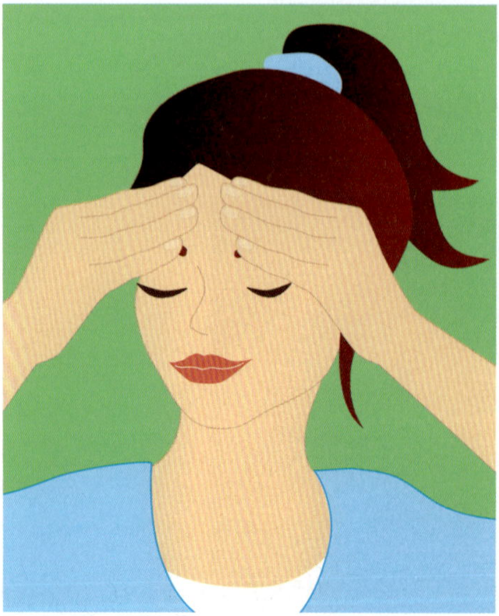

- Auch angenehm: Ertasten Sie den Brauenbogen und die Innenseite der Augenhöhle vorsichtig und streichen Sie hier mit einem Finger sanft am Knochen entlang.
- Um das Ende der Massage so schön wie möglich zu gestalten und sich noch ein paar Minuten Ruhe zu gönnen, legt man einen dampfend warmen Waschlappen über Stirn und Augen und genießt die wohltuende Wärme und Dunkelheit. Den Lappen können Sie zu Beginn der Massage in einen Topf mit kochendem Wasser legen. Bis zum Ende der Massage ist das Wasser auf eine angenehme Temperatur heruntergekühlt. Jetzt müssen Sie den Lappen nur noch herausnehmen, kurz auswringen und auflegen!

# Massage-ABC: die verschiedenen Massagearten

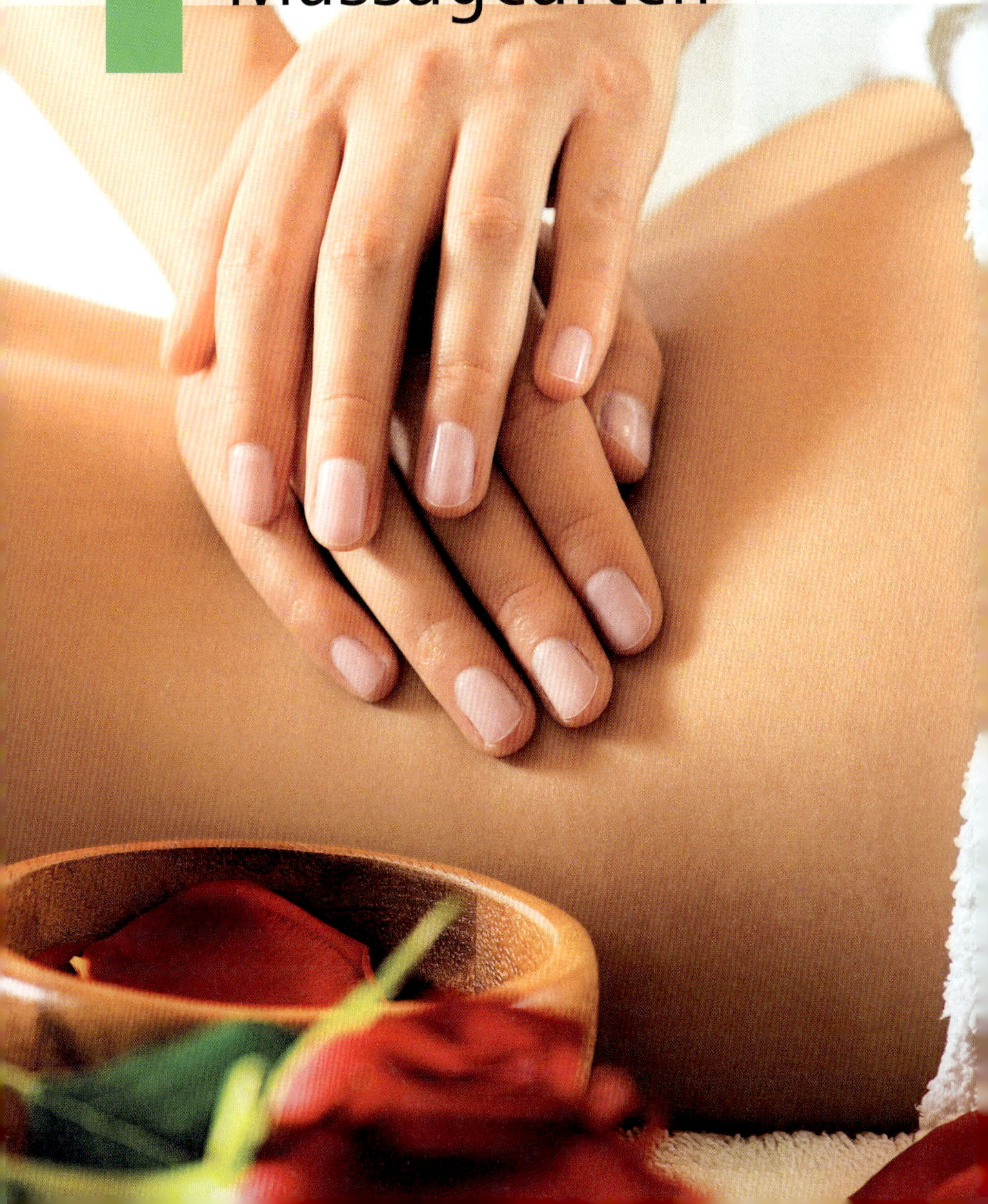

# Innere Ruhe folgt äußerer Entspanntheit: spezielle Ganzkörpermassagen

**Es gibt sehr unterschiedliche Massagen.**

Angenehm sind sie zwar alle, dennoch sind sie in ihren Grundsätzen verschieden. Es gibt unzählige Massagearten, die sich im Groben jedoch in drei Kategorien gliedern lassen: Massagen, die den Körper beflügeln, Massagen, die die Lebensgeister berühren, und Massagen, die dem reinen Wohlgefühl dienen. Lesen Sie selbst und entscheiden Sie dann, welche Ihnen am meisten liegt.

In einem gesunden Körper wohnt ein gesunder Geist. Und in einem entspannten Körper wohnt ein entspannter Geist. Wie es außen ist, so ist es innen. Das ist nicht nur ein Naturgesetz, sondern auch ein Anreiz, seinem Körper regelmäßig etwas Gutes zu tun. Nach stundenlangem Sitzen im Büro oder anstrengender körperlicher Arbeit sehnen sich die Muskeln nach Streicheleinheiten. Ganzkörpermassagen mit speziellen muskellösenden Griffen ent-spannen, was im Alltag stark ein-gespannt ist.

## Schwedische Massage: das Urgestein

Der Klassiker unter den muskelentspannenden Knetkuren kommt aus Schweden. Die schwedische Massage ist wohl die am häufigsten angewandte Massageform. Viele andere Massageformen wurzeln in ihr (auch die allgemeinen Beschreibungen und Grifftechniken, die in diesem Buch erläutert wurden, entspringen der schwedischen Massage), weshalb sie oft auch als „klassische Massage“ betitelt wird.

Ihr Ziel: Das Drücken und Ausstreichen der Muskulatur löst die Verspannungen in den Muskeln. In einem bestimmten Ablauf, der sich nach dem Muskeltonus des Massierten richtet, kommen bei der schwedischen Massage verschiedene Handgriffe zum Einsatz, welche bereits in den vorangegangenen Kapiteln erläutert wurden.

**Die schwedische Massage löst Verspannungen.**

Begonnen wird mit einem sanften Streichen, dann folgen stärkere Einwirkungen wie Kneten, Reiben, Schütteln, Klopfen oder sogar kurzes Erschüttern. Damit soll v.a. eine Stimulation der Durchblutung erreicht werden. Der Muskel wird dadurch lebendiger, Verkrampfungen lösen sich. Das Hauptaugenmerk liegt i.d.R. auf der Schulter-, Nacken- und Rückenmuskulatur, da sich hier im (Büro-)Alltag naturgemäß die hartnäckigsten Verspannungen ansiedeln.

Doch nicht nur Bürohengste finden beim Schwedenklassiker zur lang ersehnten Lockerheit, auch für Sportler ist die Muskelmassage eine Wohltat. Prinzipiell kann sich jeder einer schwedischen Knetkur unterziehen.

## Thai-Massage: der Fernostklassiker

Ebenfalls für ihre findigen Fingerfertigkeiten bekannt sind die Thailänder. Trotz ihrer oft kleinen und zarten Erscheinung stecken sie voll ungeahnter Kraft. Im traditionellen Thailand trägt die Thai-Massage den Namen „Nuad Phaen Boran", was übersetzt so viel bedeutet wie „heilsame Berührung". Im westlichen Europa spricht man dagegen auch von der Yoga-Thai-Massage. Denn im Unterschied zu der bekannten klassischen Massage geht es bei der Thai-Variante nicht nur um Berührungen, sondern auch um Dehnung und Streckung. Die klassische Thai-Massage basiert auf rund 150 passiven Stretchtechniken, die keinen Muskel verkrampft und keine Haut trocken lassen. Der Masseur arbeitet mit vollem Körpereinsatz und -gewicht; man wird gedreht, geklopft, gezogen, zusammengefaltet und wieder entknotet. Das Ergebnis ist erstaunlich erlösend und schenkt Flexibilität für Körper und Geist. Es ist wie eine Art Yoga-Stunde – nur dass man als Massierter dabei passiv bleibt.

**Die Thai-Massage fordert vollen Körpereinsatz.**

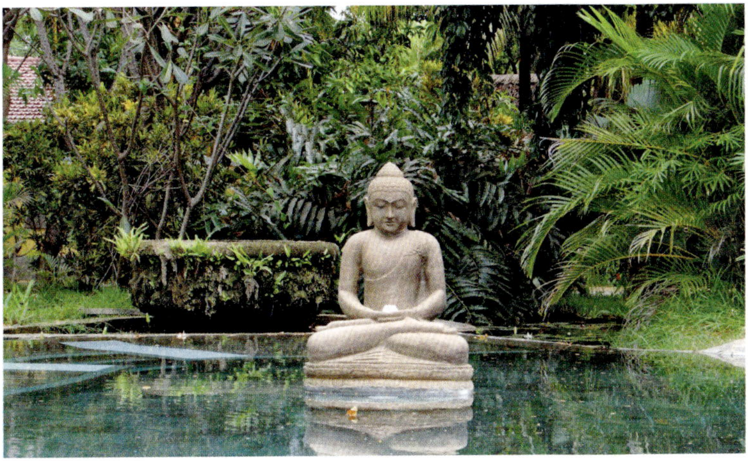

Genau hieran erkennen Sie übrigens auch, von welcher Qualität die Massage ist. In unseriösen Massagestudios werden nämlich oft vermeintliche Thai-Massagen angeboten, die mit dem Ursprungsgedanken der fernöstlichen Knetkur nichts mehr gemein haben. Oft handelt es sich um eine gewöhnliche schwedische Massage. Eine echte Thai-Knetung erkennen Sie daran, dass sie von Elementen des Stretchens und Lockerns geprägt ist. Bei manchen Unterformen der Thai-Massage geht es fast ausschließlich um das Lockern – und nicht um das Streicheln, wie man es von einer klassischen Massage kennt. „Nuad" nennt sich beispielsweise eine solche Unterform der Thai-Massage. Es ist eine ebenfalls aktive Form der Massage, die vor 2500 Jahren von einem Vertrauten Buddhas entwickelt wurde. Mönche

**Lockern statt streicheln.**

haben das Knetkonzept später nach Südostasien gebracht. Der Massierte bleibt oft angezogen. Der Therapeut streckt und dehnt entlang der Energiebahnen. Der Effekt: Man fühlt sich durchgearbeitet und relaxt zugleich; fit wie nach einer Stunde Sport.

**Die Technik der Massage ist wichtiger als die Dauer.**

Ebenfalls an Tradition verloren hat oft die Dauer der Thai-Massage: Traditionell erstreckt sich die Behandlung nämlich über zweieinhalb Stunden. In deutschen Thai-Tempeln dauern die Massagen i. d. R. nur 60 Minuten. Doch keine Sorge: Für die Wirkung der Massage muss das nicht kontraproduktiv sein. Wichtiger als die Dauer ist nämlich ohnehin die professionelle Ausführung der Griff- und Stretchtechniken. Lassen Sie sich dabei nicht täuschen, wenn Ihre Masseurin eine kleine, zarte Thailänderin ist. Im Gegenteil: Sie werden sicher staunen, wie viel Kraft in ihr steckt.

## Lymphdränage: gut und gesund

Nicht nur die Schweden, sondern auch ihre dänischen Nachbarn haben Massagegeschichte geschrieben. Der dänische Physiotherapeut Emil Vodder (1896–1986) ist nämlich der Erfinder der manuellen Lymphdränage. Vor rund 50 Jahren stieß er in Cannes (Südfrankreich) durch Zufall auf diese bedeutende Behandlungsform. Vodder beobachtete nämlich, dass Kurpatienten mit chronischen Erkältungskrankheiten oft stark geschwollene Lymphknoten am Hals aufwiesen. Entgegen der damaligen Lehrmeinung versuchte er die vergrößerten Halslymphknoten eines jungen Mannes mit vorsichtigen Dreh- und Pumpbewegungen wegzumassieren. Der junge Mann wurde gesund – eine Tatsache, die die Schulmedizin erstaunte und Vodder die manuelle Lymphdränage entwickeln ließ.

**In den Lymphbahnen wird Flüssigkeit transportiert.**

Die Lymphdränage hat zum Ziel, das gestörte Gleichgewicht zwischen einem nicht völlig intakten Lymphsystem und den mit Gewebewasser gefluteten Körperpartien wiederherzustellen. Denn üblicherweise wird Wasser, das sich durch Stoffwechselprozesse im Gewebe sammelt, selbstständig vom Lymphsystem abtransportiert und in die Blutgefäße gebracht. Arbeiten die Lymphbahnen jedoch nicht einwandfrei, kommt es zu Wasserstauungen. Oft entstehen sichtbare Schwellungen, sogenannte Ödeme. Mithilfe der Lymphdränage sollen die Lymphgefäße dazu angeregt werden, überschüssige Gewebsflüssigkeit abzutransportieren. Hierfür wird mit sanften Druck- und Streichbewegungen gezielt das Unterhautfettgewebe massiert. Dadurch, dass die Grifftechniken nicht die tiefer liegenden Muskeln, sondern „nur" das Unterhautfettgewebe ansprechen, fühlt sich der Druck sehr sanft an. Die Lymphdränage hat nicht nur eine erholsame, sondern v. a. auch eine medizinisch relevante Wirkung. Beliebte Einsatzgebiete sind

Schwellungen nach einer orthopädischen Verletzung (Zerrung, Stauchung, Risse, Prellungen) oder aber bei Schwellungen infolge eines ermüdeten Lymphsystems.

## Wecken die Lebensgeister: Massagen mit der Extraportion Energie

Wo das Fleisch schwach wird, wird der Wille stark. Bestimmte Massagetechniken versuchen nicht nur, den Körper zu lösen, sondern gleichzeitig den Geist zu beflügeln. Ruhende Kräfte sollen berührt und geweckt werden – sowohl muskulär als auch mental.

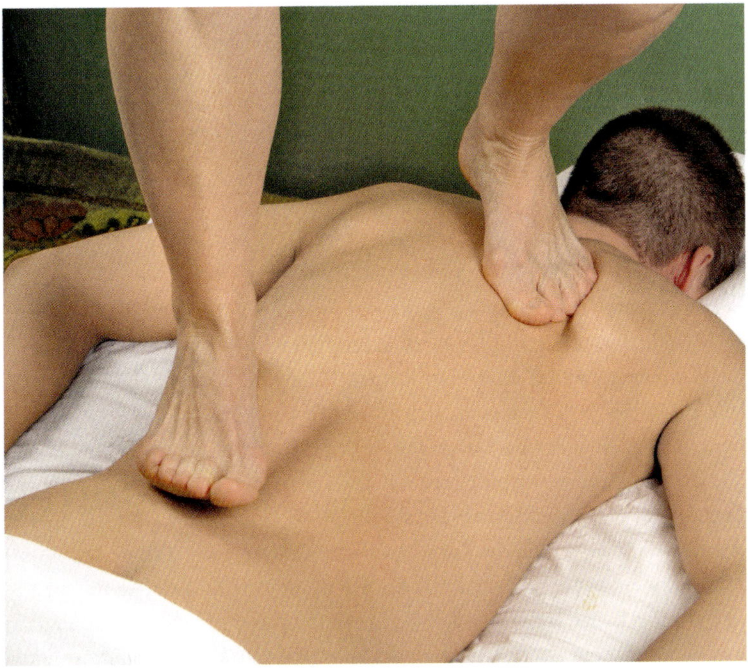

### Shiatsu: mehr Lebensenergie

Aus dem Land der aufgehenden Sonne kommt die wohl bekannteste Energiemassage: Shiatsu. Diese Massagetechnik beruht auf der uralten Tradition des Handauflegens. Shiatsu heißt zwar „Fingerdruck", der Therapeut setzt aber auch Ellenbogen, Knie und Füße ein, um gezielten Druck auf bestimmte Energiepunkte zu setzen und so die blockierte Lebensenergie „Chi" – bei uns als „Lebensgeister" bekannt – zu aktivieren. Im Gegensatz zur herkömmlichen Massage, bei der die Anregung im

**Beim Shiatsu wird nicht nur mit den Händen massiert.**

Vordergrund steht und Atmung, Blut- und Lymphzirkulation schneller werden, geht es beim Shiatsu um Entschleunigung; d.h. Herzfrequenz und Atemrhythmus werden langsamer und tiefer. Ergebnis: innerer Friede – äußerlich sichtbar.

Während man beim traditionellen Shiatsu angekleidet bleibt, werden beim Aroma-Shiatsu die Druckpunkte mit wohlriechenden ätherischen Ölen direkt auf der Haut stimuliert. Und somit die Sinne auch via Nase entspannt.

Bei diesen fernöstlichen Massagetraditionen gilt jedoch das Gleiche wie bei der Thai-Massage: Um die volle Wirkung zu entfalten, ist es wichtig, dass sämtliche Handgriffe im Sinne der überlieferten Traditionen ausgeführt werden. Unprofessionelle Masseure vermischen fernöstliche Techniken gern mit schwedischen Griffen. Das ist allerdings nicht Sinn der Sache. Wer sichergehen will, dass seine Energiebahnen auch wirklich im Sinne des alten Ostens berührt werden, achtet darauf, dass der Masseur eine seriöse Zertifizierung vorweisen kann. Meist handelt es sich hierbei um Urkunden, die in den Behandlungsräumen aushängen.

**Die richtige Kenntnis der Massagegriffe ist wichtig.**

## Reflexzonenmassage: von außen nach innen

Bei fast allen Arten der Massage geht es um Ganzheitlichkeit. Dieser geflügelte Begriff ist zwar von Lehre zu Lehre fein detailliert – grundsätzlich ist doch immer gemeint, dass man Körper, Geist und Seele als Einheit sehen soll. Auch der Organismus an sich ist ein Gesamtkonzept mit Wechselwirkungen und einander beeinflussenden Bedingungen. Nichts darf unabhängig oder separat betrachtet werden. Diesen Ansatz verfolgt v.a. auch die Therapieform der Reflexzonenmassage.
Hiernach sind verschiedene Körperareale (besonders Füße, Hände und Kopf) Träger sogenannter Reflexzonen. Als solche werden Körperstellen bezeichnet, die nach der Lehre der Reflexzonenmassage durch Nervenbahnen an bestimmte innere Organe oder Knochen gekoppelt sind. Durch diese Verbindung geschieht über die jeweilige Reflexzone eine Art Rückkopplung zu dem jeweiligen Organ. Aus dieser Wechselwirkung können ausgebildete Therapeuten Rückschlüsse auf die Befindlichkeit des Körperinneren ziehen. Schmerzempfindlichkeiten an einer Reflexzone lassen so auf Unstimmigkeiten beim entsprechend zugeordneten Organ schließen.

Die Massage der Reflexzonen soll aber nicht nur als Diagnose für innere Unstimmigkeiten dienen, sondern auch bestimmte Körperfunktionen gezielt anregen. Die Berührung, das Drücken und Streichen der Reflexzone

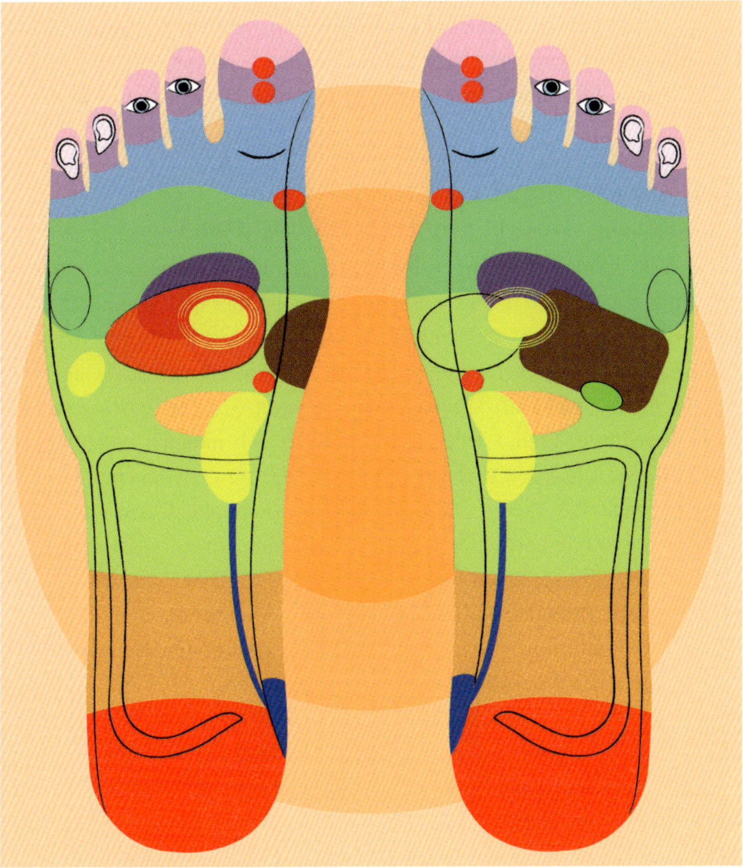

wird als elektrischer Impuls über die Nervenbahnen zum entsprechenden Organ geleitet. Selbiges wird auf diese Weise stimuliert.

Die Lehre der Reflexzonenmassage geht davon aus, dass Körperfunktionen durch diese äußere Anregung in Balance gehalten werden. Als der Mensch noch barfuß lief, kam es zu einer permanenten Rückkopplung zwischen den Reflexzonen und ihren Reaktionspunkten. Heute ist stattdessen eine gezielte therapeutische Stimulation nötig. Regelmäßiges Barfußgehen ist nach dieser Therapielehre also durchaus sinnvoll, um den Körper anzuregen. Wer noch mehr für sein inneres Gleichgewicht tun möchte, gönnt sich regelmäßige Fußreflexzonenmassagen. Seien Sie sich aber dabei bewusst, dass es hierbei weniger um entspannende Streicheleinheiten denn mehr um gezielte Diagnose und Stimulation von Körperfunktionen geht. Viele Menschen wählen die Reflexzonenmassage als alternative Therapieform für chronische Beschwerden. Auch als Wegweiser bei körperlichen Beschwerden können ausgebildete Fußreflexzonenmasseure helfen. In keinem Fall

**Eine Fußmassage stärkt das innere Gleichgewicht.**

sollte man dabei die Schulmedizin jedoch gänzlich aus dem Blick lassen. Die Reflexzonentherapie erhebt keinen Anspruch darauf, ein medizinisch umfassendes Allheilmittel zu sein – sie will lediglich erklären und unterstützen.

## Ayurvedische Ölgüsse: die indische Glücks- und Gesundheitsformel

**Ayurveda ist mehr als nur Massage.**

Über 3000 Jahre alt und noch immer topaktuell: Ayurveda, der traditionelle indische Weg zu mehr Gelassenheit, Gesundheit und Schönheit. Doch Vorsicht vor falschem Verständnis: Ayurveda ist nicht nur eine trendige Wellnessvokabel, sondern eine komplexe Lebensphilosophie. Leider wird der Begriff Ayurveda oft lapidar verwendet und verfehlt so seine eigentliche Bedeutung. Wahre Anhänger begnügen sich nämlich nicht nur mit angenehmen Massagen und warmen Ölgüssen, sondern tauchen tiefer in die Lehre ein. Ziel dieser „Wissenschaft von Gesundheit und Langlebigkeit" ist die Wiederherstellung der Harmonie von Körper, Geist und Seele. Mit über 20 verschiedenen Methoden – im Wesentlichen mit Ölmassagen und -güssen, Peelings, Kräuterdampfbädern, Meditation und einer typgerechten Ernährung – macht Ayurveda aus gestressten Nervenbündeln entspannte, energiegeladene und schöne Menschen.

**Inneres Ungleichgewicht führt zu Unwohlsein.**

Das ayurvedische Grundprinzip basiert auf der Dosha-Lehre: Demnach wirken in jedem Menschen drei psychosomatische Funktionsprinzipien, die alle Vorgänge im Körper steuern. Diese sogenannten Doshas heißen Vata, Pitta und Kapha und sind bei jedem Menschen von Geburt an in unterschiedlicher Dominanz vorhanden. Sind alle drei Prinzipien in Harmonie, ist man rundum gesund und glücklich. Eine Störung der Doshas bewirkt eine Disharmonie in Körper und Seele, führt zu Unwohlsein und schlimmstenfalls sogar zu Krankheiten. Leider hat der moderne Mensch das Gespür für diese innere Balance oft verloren. Ayurveda soll dabei helfen, dieses Feeling wiederzuentdecken. Die Belohnung der Suche: eine strahlende, glatte Haut, ein Funkeln in den Augen und ein zufriedenes Lächeln auf den Lippen.

Ein ganzheitliches Harmonisierungsprogramm bieten angeleitete Ayurveda-Kuren. Dafür muss man nicht einmal nach Indien pilgern: Auch in hierzulande gibt es Hotels, Massagepraxen und Kurorte, die sich auf diese Form der Ganzheitsentspannung spezialisiert haben und Ayurveda-Programme anbieten. Dort lernt man Wohlfühlen in Theorie und Praxis. Schritt eins einer solchen Kur ist die Ermittlung des Dosha-Status-quo: Ein ayurvedisch ausgebildeter Arzt erkennt die Dosha-Dominanzen mittels spezieller Pulsdiagnose; man kann seinen persönlichen Typ aber auch anhand von bestimmten charakteristischen Eigenschaften herausfinden. Mithilfe des Ergebnisses wird dann ein typgerechtes, maßgeschneidertes Wellnessprogramm zusammengestellt. Warme Ölgüsse auf die Stirn, Synchronmassagen mit Sesamöl – je nach Typ anregend oder beruhigend – oder Wärmebehandlungen dienen in erster Linie der Entgiftung des Organismus und sind genauso angenehm wie wirksam. Eine ganz besondere Rolle bei der ayurvedischen Lebensweise spielt ferner die Ernährung. Zu jedem Dosha gibt es bestimmte Nahrungsmittel und Geschmacksrichtungen, die vorteilhaft wirken, und andere, die Disharmonien hervorrufen. Die Kost wird individuell an den Gaumen von Vata, Pitta und Kapha angepasst – und unterstützt so den Harmonisierungsprozess. Keine Angst: Die Ayurveda-Küche ist keine einseitige, langweilige Schonkost, sondern experimentiert im Gegenteil mit leckeren, exotischen Gerichten und Gewürzen.

**Auch die Ernährung spielt eine Rolle.**

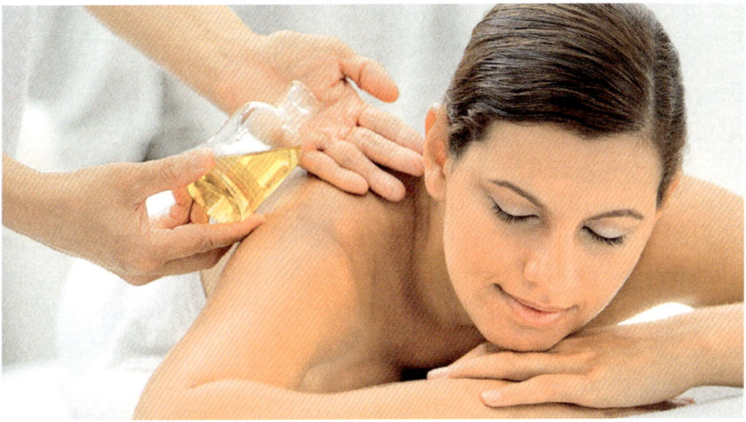

Ayurvedische Entspannung ist also keine schnelle Nummer: Wer das volle Entspannungsprogramm erleben will, muss sich ganz auf die indische Formel einlassen. Natürlich gibt es aber auch nichts dagegen einzuwenden, wenn man sich die indische Glücksknetung auch ab und an zwischendurch, ohne weiter gehendes Wohlfühlprogramm gönnt. Viele Massagetempel bieten Ayurveda-Behandlungen an. Dabei wird i.d.R. mit warmen Ölen gearbeitet. Die Berührungen sind stets sanft und streichend. Es geht weniger darum, die Muskeln durch starkes Kneten zu lösen, als darum, die Körperenergien via Haut zu berühren. Ideal sind solche Anwendungen also nicht für jene, die schon seit Tagen mit einem schmerzenden Nacken zu tun haben, sondern für solche Menschen, die der Hektik des Alltags entfliehen und zu innerer Einkehr finden wollen.

**Durch Massage zur Ruhe finden.**

# Wellnessmassagen: Streicheleinheiten für die Seele

Natürlich muss man nun nicht mit jeder Massage einen bestimmten Zweck verfolgen, man kann sich auch einfach nur verwöhnen lassen. Bei Wohlfühlmassagen ist der Name Programm: Der Massierte soll sich gut fühlen und genießen.

**TIPP**

### Warme Schmiere

*Massageöle fühlen sich auf der Haut noch weicher an, wenn sie leicht erwärmt ist. Stellen Sie das Öl daher kurz in ein Wasserbad und bringen Sie es auf eine etwa körperwarme Temperatur. Bitte nicht heißer, da sonst wertvolle Inhaltsstoffe verbrennen könnten. Füllen Sie die warme Masse nun in ein dickwandiges, vorgewärmtes Porzellanbehältnis – so bleibt es auch während der Anwendung lange wohltemperiert.*

## Aromaölmassage

**Aromaöle unterstützen den Effekt der Massage.**

Düfte sind Doping! Legale Launemacher, die seit vielen Jahren auch in der Massagepraxis gezielt Verwendung finden. Ihr Nutzen ist dabei vielfältig: Zum einen kriechen die feinen Duftstoffe über die Nase direkt ins Gehirn und berühren hier Bereiche, die Emotionen wecken. Durch die Atemwege wird der jeweilige Duft nämlich direkt zum limbischen System im Hirn geleitet. Dieses Zentrum ist für Emotionen zuständig. Die Nase ist also ganz eng mit unserer Gefühlswelt vernetzt. Dieses Prinzip macht sich die Aromaölmassage zunutze. Einer solchen Behandlung liegt eine klassische (schwedische) Massage zugrunde, die durch den Einsatz bestimmter Öle einen gesteuerten Feinschliff erhält. In einem Gespräch mit dem Masseur wird vor der Behandlung abgeklärt, welchen Zweck die Massage haben soll. Entsprechend dieser Zielsetzungen wird dann das passende Aromaöl herausgesucht.

Gezielt kann man so auf Emotionszustände einwirken. Frische Düfte wirken beispielsweise vitalisierend, während hölzerne Gerüche eher Ruhe in den Organismus bringen. Mit Düften kann man sogar gezielt gegen depressive Verstimmungen, Nervosität oder Schlafstörungen einwirken. Es ist aber nicht nur die Psyche, die sich bereitwillig von zarten Aromen verführen lässt. Auch der Körper springt auf lieblich lockende Gerüche an. Erwiesenermaßen dringen Aromen über die Haut in den Organismus ein. Über die Blutbahnen werden sie dabei bis ins Körperinnere transportiert. Auch organische und muskuläre Reaktionen kann man so via Duft dopen. Besonders beliebte Aromatherapien sind die Behandlung des Bindegewebes, die gezielte Lockerung der Muskeln, die Besänftigung von Schleimhäuten und Atemwegen und sogar die Stärkung des Immunsystems.

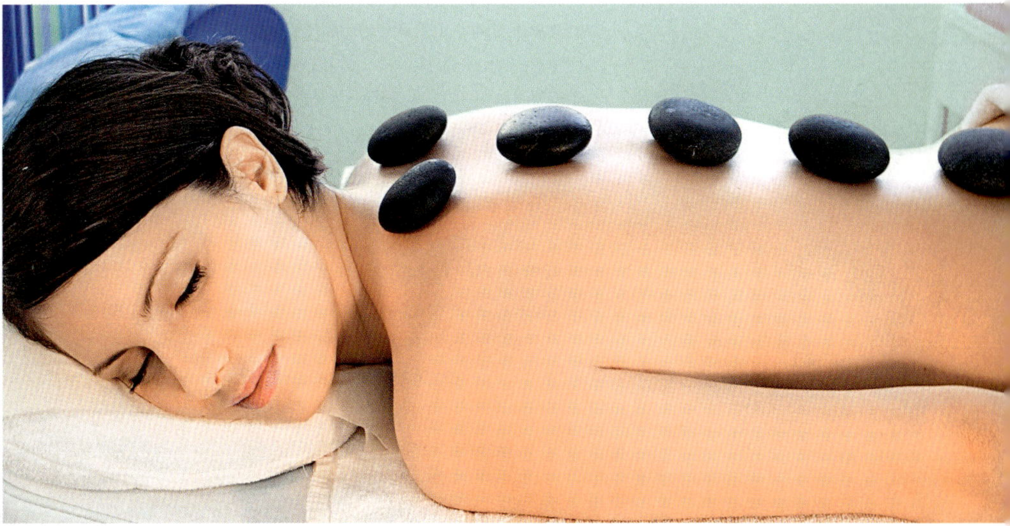

## Hot Stone

Wer Wärme liebt, wird bei der „Massage on the Rocks" dahinschmelzen: Erfinderin Mary Nelson aus Arizona hat Elemente der schwedischen Massage mit Behandlungen aus der chinesischer Wärmetherapie kombiniert und die „Stone Therapy" kreiert. Dabei werden 50 Grad heiße, abgerundete Basalsteine auf die Energiezentren des Körpers an Stirn, Bauch, Händen und Füßen gelegt. Die Steine sind besonders gute Wärmespeicher. Ein weiterer Vorteil der Steine: Sie leiten die Wärme gezielt und punktuell ins Körperinnere. Und wenn man den alten Lehren der Schamanen Glauben schenkt, tragen die Steine eine gewisse Ruhe in sich, die sich wiederum auf das Seelenleben des Massierten überträgt.

**Steine können Wärme lange speichern.**

Nachdem die Steine für einige Minuten auf dem Körper lagen und selbigen erwärmt haben, nutzt der Masseur die warmen Steine, um mit ihnen zu massieren. Die Wärme reguliert den Energiefluss, lockert Verkrampfungen und lindert Schmerzen; zwischendurch kommen auch kühle Marmorsteine zum Einsatz. Dieser heiß-kalte Mix in Kombination mit dem Gewicht der Steine regt den Stoffwechsel an und schenkt tiefe Entspannung.
Im Prinzip hat die Hot-Stone-Massage viel mit der klassischen Massage gemein. Durch Druck und Streichungen werden Muskeln gelockert und das Stoffwechselsystem aktiviert. Alle, die sich mit der klassischen Massage

wohlfühlen, dürfen gern über den Tellerrand schauen und es auf einen Versuch mit heißen Steinen ankommen lassen. Sie dienen als zusätzlicher Entspannungsbringer.

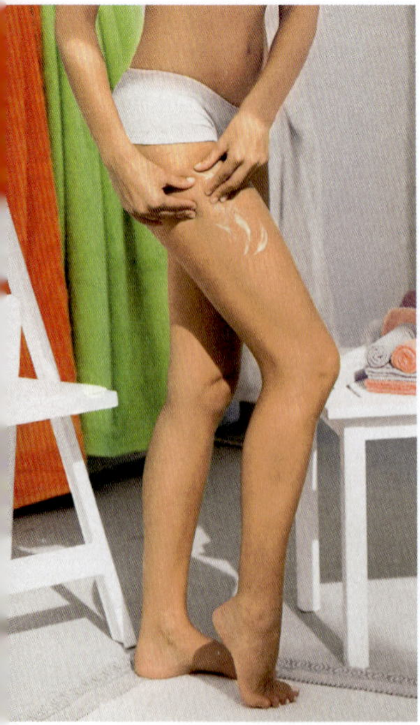

## Anti-Cellulite-Massage

Die ewige Last mit der Orangenhaut. Moderne Kosmetikkonzerne versuchen sie der Damenwelt seit Jahren abzunehmen – leider mit nur mäßigem Erfolg. Cellulite lässt sich eben nicht einfach so wegcremen – aber dafür wegkneten! Richtig gelesen: Spezielle Anti-Cellulite-Massagen sind wohl der einzige Weg, um die lästigen Dellen in den Griff zu bekommen.

Der Grund ist simpel: Cellulite entsteht, wenn sich Gewebsflüssigkeit im Gewebe ablagert. Sind die darüberliegenden Bindegewebsfasern zu schwach, drückt sich die Flüssigkeit zwischen diesen Fasern hindurch und wird an der Hautoberfläche als Unebenheit sichtbar. Dass dabei v. a. Frauen von der unschönen Dellenplage betroffen sind, hängt ebenfalls mit dem Bindegewebe zusammen. Selbiges ist bei Frauen nämlich von Natur aus elastischer. Anders als bei Männer ist es nicht netzartig, sondern nur in Querverbindungen aufgebaut, damit es im Fall einer Schwangerschaft dehnungsfähiger ist.

**Massagen helfen, das Gewebe zu straffen.**

Wie elastisch (und wie anfällig damit für Cellulite) das Bindegewebe ist, ist individuell verschieden und kann nicht beeinflusst werden. Mit Sport kann man zwar das Muskelgewebe stärken und so zu einer optischen Straffung der Haut beitragen – die Tendenz für Dellen lässt sich aber nicht ändern.
Neben der Gewebsstraffung durch Sport kann man im Kampf gegen die Dellen aber noch an einem weiteren, wichtigen Punkt ansetzen: der Einlagerung von Schlack- und Gewebsflüssigkeit. Wird diese minimal gehalten, können fiese Dellen erst gar nicht entstehen. An genau diesem Punkt kommen Massagen ins Spiel. Mit einer gezielten Anti-Cellulite-Massage wird das Unterhautfettgewebe derart bearbeitet, dass die angesammelten Schlackstoffe und die Durchblutung auf Hochtouren kommen und so der Abfluss angestauter Flüssigkeiten wieder besser funktioniert. Hierfür wird die Haut zwischen die Finger genommen, leicht vom Muskel abgehoben und kräftig geknetet. Massiert werden nur die von Orangenhaut betroffenen Hautareale. Der Druck darf dabei hoch sein. Wichtig ist ferner, dass man die Knetungen regelmäßig ausführt. Nur so kann verhindert werden, dass sich neue Schlackstoffe ansammeln.

# Register

## Bildnachweis

Wir bedanken uns bei allen Bildlieferanten, die uns durch die Bereitstellung von Abbildungen freundlicherweise unterstützt haben.

djd/deutsche journalisten dienste: djd/Paul Bauder 10; djd/Gynokadin 14; djd/imopharm 19; djd/Cosmeda International 23; djd/Lefax 24; djd/LECO System Marketing 29; djd/ Gold Meister 63; djd/Protima Pharm GmbH 65; djd/ Schloss Warnsdorf Klinik Dr. Scheele GmbH 67; djd/elementsmedical GmbH 71; djd/Kappest Uckermark 73; djd/frei 74, 94
fotolia.com: tha arm 6; jana lumley 11; foto Arts 12; Oliver Seidel 16; Yanik Chauvin 20, 80; Tyler Olson 25; DPix Center 27; Christoph Hänel 30; Laura Frenkel 33; Renee Jansoa 34; Patrizia Tilly 36, 93; Bernd S. 39; Stephanie Bandmann 43; Monkey Business 44; Günter Menzel 45; Photo Ma 46; Claudia Otte 47; Daniel T. Seebacher 48; Leah-Anne Thompson 53; Kitti 57; hannamonika 79; auremar 81; christian CUVELIER 85; Alfred Wekelo 87; Yvonne Prancl 89; EastWest Imaging 91; Vania (Hintergrundgrafik) 48, 57, 65, 71, 79
iStockphoto.com: Yuri_Arcurs 5, 21; YvanDube 8; diego_cervo 17; YanC 61
mauritius images: 40
Oppenauer, Doris: Übungsillustrationen
polylooks.com: darrenbaker 28; Andres 51; R. Junker 55; Kzenon 83